JN120924

内科当直
意識障害
診療指南

著 駒ヶ嶺朋子
獨協医科大学 内科学(神経)

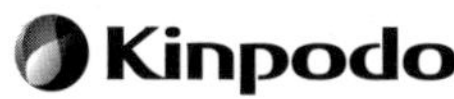

まえがき

長時間労働が美徳とされるこの国にも、働き方改革の波が訪れた。医師に関しては導入が先延ばしにされたことで、医師の労働問題の複雑さが逆に際立ってしまった。1週間のうちのどこかで療養型病院など寝当直の日を設けて睡眠不足を補う、それ以外は多忙な当直に明け暮れる、という医局員の派遣プランは、別に声高に語るまでもないごく普通の勤務体制であった。表向きの当直日数が週1回程度と少ない病院では、「担当医制度」が取られ、当直医ではなく担当医が24時間365日呼び出しに応じる生活があった。もちろんこうした呼び出しは任意であり、時間外手当はない。

もっと古い話だと、かつて総合病院の隣には雀荘やバーがあり、医師たちは当直以外の夜間・休日でも任意で集まり、ついでに病院内の回診をしたり呼び出しに応じていた。もちろんただ集まって遊んでいるだけであり給料は出ない。大先輩方から逸話として聴取した。滅私奉公の美しさの片鱗がないとは言えないこのような逸話も、やがて失われていくだろう。これらを過去の話として語る一方で、執筆現在においても、たった数年前には希望にあふれていた者が、燃え尽き症候群によって最前線を辞退していく現状がある。

世間への医療情報の提供は、とかく病院受診を促す方向で行われてきた。結果、国民医療費は44兆円、経済活動としての医療は右肩上がりの成長を続けている。経済的に著しい成長分野でありながら、末端の担い手・医師は相応の増員をしておらず、対価としての給与が年々上がっている事実もない。

働き方改革によって何か変わるのか。労働基準法の8時間に限定してしまうと多くの病院で医師の数は充分ではない。一人一人が膨大な数の患者さんを交代で担当し、雀荘やバーでのようなつながりもないならば症例のちょっとした相談をすることもできない。逆に医師を適正な数に増やせたとして、経営者は対価を払えない。この国の病院の数と医師の数のバランスは、総合病院や大学病院での無償の奉仕を前提として成り立ってきた。

医療はこれまで、専門性を高めることで進歩し、科の垣根は高く積み上がるばかりであった。今後、医師の育成段階から、科や地域の分配を行う、専門に偏らず幅広い知識を持つ総合内科の医師を増やす、など改革が行われていく。この先はきっと今より明るい。ただ、それらの抜本的な対策が奏効するのはまだ先のことだ。救援人員が現場に届けられないまま、いきなり始まる働き方改革に伴い、医師一人あたりの当直回数を減らす方法が模索されている。なんとか工夫を凝らした方法のうちの一つとして、全科当直や内科合同当直が挙げられる。

慢性的な医師不足にある総合病院で行われてきたこれらの当直体制が、専門分化した病院でも行われる。全科当直は小児科、外科、産婦人科、内科、精神科、いずれの科の医師でも、病院の標榜科すべての夜間･休日診療を病棟･外来で行う体制のことである。内科合同当直とは血液内科、脳神経内科、内分泌科などの各内科系の専門科の垣根を超えて夜間・休日診療を病棟・外来で行う体制のことである。全科や内科合同の組み合わせはそれぞれの病院で異なるが、これまで以上に、医師一人一人に総合内科的な知識と、各々の科のコモンディジーズに関する知識のアップデートが求められている。

いまこそ、それぞれの科が、夜間当直で出合う頻度の高い疾患や、緊急性が高くその場で処置や検査を進めていくべき疾患の知識を出し合う時である。リウマチ科からの生物学的製剤の注意点解説や、血液・腫瘍内科からの抗癌剤 TIPSなど、全科当直にあたって知りたいものだ。さしあたって神経内科専門医の私からは「意識障害診療のまとめ」を提出する。夜間・休日の意識障害診療で、脳神経内科医以外の医師も時間外診療で慌てず落ち着いて全力を発揮できるよう、意識障害におけるコモンを要約した。

本書の使い方

本書は意識障害に特化した当直マニュアルとして作成した。基本的には医師は全科の学習・訓練・研修を受けており、専門科でなくとも対応できるわけだが、そうした過去の学習を思い出すために疾患名、鑑別、検査、治療案の提示を行った。特に囲みや表は備忘リストとなっている。実際の診療上、最良の検査・治療にあたっては、個々の例で取捨選択・追加を行う必要がある。

また、医師を長時間労働から解放し、パフォーマンスを上げて患者に最良の医療として還元すべく始まる全科当直・内科合同当直であるのだが、専門科でなければ太刀打ちできない場面は多々ある。専門医コールポイントとして、専門科への依頼時を明示した。しかし患者の状態などで必要を感じた場合には、いかなる時も応援要請をためらうべきではない。わからないことはわからないと言い、できないことはできないと言い、助けが必要な時は助けを呼び、限界を表明できる体制こそが、患者の安全につながる真の働き方改革をもたらすだろう。

目次

PART 1

概論

概論では意識障害診療の4つのTIPSを述べる。

❶意識障害はまずABCから

❷診断の決め手は神経解剖学よりも経過

❸意識障害の重症度は概ね、
せん妄（JCS I桁）、傾眠（JCS II桁）、昏睡（JCS III桁）の順

❹診察に神経学的な特殊道具は不要

病棟でも救急外来でもフィールドでも、この4原則で効果的な救命や診断に向かおう。

第1章 全身疾患と意識障害

1　意識障害のグラデーション

「意識障害」には昏睡や昏迷、せん妄、混乱状態など様々な名前がある。原因や症状、重症度は実に様々であるからだ。家庭や職場などの病院外であっても、病棟であっても、それまで当たり前であった会話や質問への応答、食事や排泄、夜間就寝、覚醒ができなくなった時、「意識障害」と呼ぶ。てんかんのように一過性のものから、心肺停止状態直前の不可逆性のものまで含まれる。

臓器別体系学習が徹底されてきた医学部講義の中で、意識障害は「神経」の講義の一つで習う。教育の成果もあり、意識状態が悪いことが経過中にあると、病院入り口で脳神経内科一択にトリアージされてしまうことがある。あるいは、看取りの場面で「意識がなくなった」として脳神経内科医がコールされ抗てんかん薬の投与が始まってしまうことさえある。しかし意識障害は基本的には全身のうち、どこが傷害されても現れうる症状の一つに過ぎない。さすがに皮膚はないか、いや、熱傷はどうだろうか。さすがに歯はないか、いや、重度のう歯を元病巣とした頭頸部重症感染症もありうる。う歯の際には歯科の協力があって治療が成立する。意識障害診療は、全科に関わるのである。

全身状態の変化の中で、その意識障害は何によるのか、どのような位置付けのもとに治療を必要としているのか、あるいは看取りの最終段階の際のようにそもそも無理に覚醒を維持するような意識障害治療は必要なのか。常に考えるべきである。

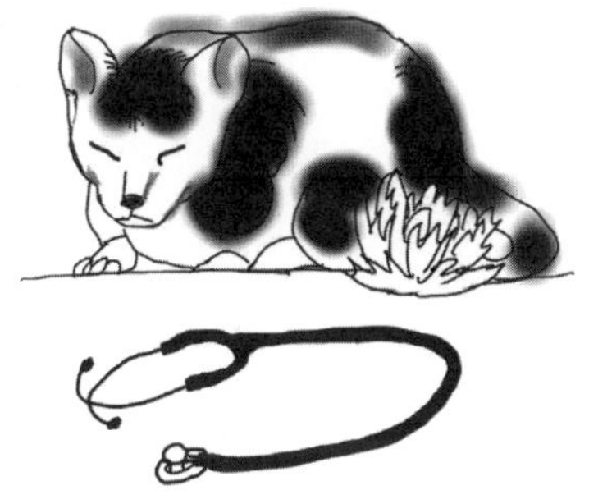

生来健康だった人が道端で意識がない状態で発見された、という場面では、とにかく気道や呼吸、心拍の確認と同時に心臓マッサージの開始を要する。看取りの際の意識障害とは異なり、今度はただ見守っている場合ではない。

痙攣があって意識障害が続いているという情報でさえ、原因疾患は脳疾患一択ではない。喉に食事を詰まらせて急激な低酸素状態となっても痙攣する。急性心筋梗塞で心臓が有効に動かず急激に脳血流が低下しても痙攣する。出血性ショックで脳血流が低下しても、低血糖でも痙攣する。食事を詰まらせたのが先か、それとも痙攣したから食事を詰まらせたのか、救急搬送された場合、ファーストタッチではわからない。一刻の猶予もない事柄から確認と同時に対処しつつ、原因解明を急ぐ。

意識障害の原因となるものにはいろいろある

（可逆性）

- 睡眠剥奪、不眠
- 薬剤性、急性薬物中毒、薬物離脱症候群
- 敗血症、肝腎不全、髄膜炎、脳炎
- 窒息、肺塞栓症、心筋梗塞、出血性ショック、脳卒中
- 心肺停止

（不可逆性）

2　意識障害の原因を把握するためのルーチン

心肺停止状態を除いた急性の意識障害は救急診療のおよそ10%を占め、多いものから順にアルコール関連、低血糖、薬剤性、痙攣発作後もうろう状態、そして外傷が挙げられる[1)]。心肺停止状態も含まれてくる「意識障害」の救急搬送受診では、時間的な猶予がある疾患によるのか一刻の猶予もない状況なのか、情報がない場合も多い。

そうした場合には全身状態を緊急性に即して網羅的に把握する必要がある。網羅的に、つまり取りこぼしなく、というのはある程度ルーチンワークを心がける必要があるということだ。網羅的に把握するために世界中の診療現場で、一覧表だったり、頭字語や語呂合わせで疾患や状態を喚起する方法が用いられている。

1）緊急度に応じた列挙

・ABC

20世紀半ば、アメリカと旧ソ連による冷戦を背景に災害蘇生学や核災害をも想定したピッツバーグ大学のペーター・サファー（Safar P）によって提唱されたのが基礎救命処置（basic life support：BLS）のABCである[2)]。ABCはさすがに誰でも知っていると言うかもしれないが、街角での心肺停止と異なり、施設内や院内発症の心肺停止時には、心肺が完全に停止する直前の所見が得られる。すると「痙攣みたいな動きをした」、「直前まで会話していたのにもう呼びかけに応答がない」などの理由で窒息や出血性ショック、あるいは闘病の末の看取りの場面で脳神経内科医がコールされることが起きている。しかし本質は脳機能低下の原因となったABCの低下にある。そしてそれらに対しては誰か他の医師を待つ時間はない。だからこそABCから始める。何はともあれ呼びかけに応答がなければまずはABCである。ABCとは二次心肺蘇生法（advanced cardiovascular life support：

ACLS）や外傷初期診療ガイドライン（Japan Advanced Trauma Evaluation and Care：JATEC）など救急診療で用いられる頭字語で、気道（A：airway）、呼吸（B：breathing）、循環（C：circulation）のことである。常にABCの優先順位で確認をする。処置中いつでもABCの安全が確保されているのか確認し続ける。つまり、次のサーヴェイの段階に移ったとしても、意識がない患者を相手にしているのであれば、気道が確保されていることを確認しなければならない。

呼びかけに「うー」でも発声があればABはクリアするので、C（循環、つまり脈拍）を確認する。脈拍触知が微弱であれば、心拍か血圧が保たれていないサインである。ここが道端でも病院待合室でも、「誰かー！」と呼びかけて自動体外除細動器（automated external defibrillator：AED）を持ってきてもらい、自らは胸骨正中圧迫による心臓マッサージを開始する。

・DとE

ABCの安定が確保されて初めて「切迫するD」、つまり、神経について検討する。「このDって何だっけ？」であるが、この本では機能不全（dysfunction）のDである。なお、JATECでDは頭蓋内の病変のことだが、ACLSでのABC後のDは除細動（defibrillation）および鑑別診断（differential diagnosis）のDである。

JATECでは「切迫するD」の後にはE（exposure：曝露。外観、体温・外気温、薬剤など）を挙げている。体温はABCと同じくバイタルの一貫で、院内の出来事であればモニター装着時に看護師が測定を開始してくれている。外傷の有無などの体表観察はAからDと同時に進行していく。

・その場で開始できる検査

ABCでバイタルを確認し、問題がない場合にもまだ、血圧は保たれているもののプレショックの段階にある可能性に備えて末梢血管ルートを確保し細胞外液を補液しながら、可能であればエコーで心精査を行う。心筋梗塞など心臓を疑うなら一刻の猶予もない。心カテのできる医師を呼ぶ（➡専門医コールポイント）。

ルートを確保した際に出るわずかな血液は、血糖の迅速測定に用いることができる。ルート確保と同時に採血できれば早いが、脱水や出血などで血管が虚脱している場合には末梢静脈からの採血は難しいので、外傷の有無などの体表観察を行いながら鼠径動脈から採血を行い動脈血の血液ガス分析も行う。

・代謝性疾患

ABC、電解質の安定が確認されてなお意識障害が続いている場合にグルコースを投与するが、グルコース投与時にはウェルニッケ脳症の予防のためにビタミンB1も投与する。低血糖が慢性的な絶食・飢餓やアルコール多飲歴の末のアルコール性低血糖の場合には、グルコース単独補充がビタミンB1のさらなる欠乏状態の引き金となるからである。

・CT検査

「切迫するD」に関しては診察も重要だが、外科医をコールするかどうかの評価では、明らかな外傷がない場合は頭部画像評価が必要となる。血液ガス分析の結果を待つ間に、状態が安定していれば、CT検査に向かう。なお、突然の激しい頭痛が先行した急性発症の重度意識障害、といういかにも「くも膜下出血」らしい病歴があったとしても末梢血管ルート確保がCT検査に優先される。CTの撮像時間は全身を撮影しても分単位で撮影できMRIとは比べものにならないほど短いが、それでもCT検査中に心肺停止となる場合がある。ACLSに則った心肺蘇生術でエピネフリンやリドカインなどの投与を即座に開始できるよう備えるのだ。

・頭蓋内占拠性病変

Dには頭部外傷、脳出血、脳梗塞、脳腫瘍など画像で診断できるものすべてを含む。まとめて「頭蓋内占拠性病変」と呼ぶこともある。意識障害時に頭蓋内占拠性病変の存在を示唆する身体所見は、①瞳孔異常、②片麻痺、③高血圧で徐脈（クッシング現象）とされている。頭部外傷は、急性硬膜外血腫や急性硬膜下血腫やくも膜下出血なら緊急性が高く、これらは脳外科医以外には救命できない場合も多いためコールする（➡専門医コールポイント）。脳梗塞もまた血栓溶解療法や回収療法のタイムリミットがあるので、一刻の猶予もない場合がある。脳腫瘍に関しては偶発的な良性の髄膜腫などではなくmass effectといってそれがあることで脳の形が圧迫されるようなものであれば、脳ヘルニアによって呼吸停止に至る可能性もあることから、やはり緊急疾患である。脳出血もmass effectによる脳ヘルニアの有無で緊急度が変わる。意識障害の重症度に急激な変動がある場合には、ちょっと前に撮影した頭部CTでmass effectがなくても、病変が拡大している場合があるため、緊急事態であり専門医をコールする。

中枢神経疾患による意識障害で緊急性が高いと判断すべき所見

- 瞳孔や眼の向きに異常がある
- 手足の動きがおかしい、左右で異なる
- 高血圧かつ徐脈
- 意識状態が急激に悪化した
- 頭部画像でmass effectがある

・薬物、てんかん、中枢炎症性疾患

血液検査や頭部画像検査で異常がないにもかかわらず、意識障害が続いているのであれば、薬物過量／不適切摂取の可能性を考えて迅速チェッカーで確認を行う。また家族から病歴が聴取できる場合聴取を進める。

薬物の過剰摂取などがなくバイタルも安定しCTで病変もなく意識障害が続くならば非痙攣性てんかん重積を考え、体表から観察されるわずかなミオクローヌスなどがないかを観察し、ジアゼパム0.5 A投与で目覚めるかどうかを検討する。通常のてんかん発作は1分以内に頓挫する。明らかな痙攣が1分以上続く、一度止まったがまた始まった、などの場合は重積となる可能性が生じる。バックバルブマスクを用意し、呼吸が停止すればマスク換気を行いながら抗てんかん薬を追加投与しつつ専門医を呼ぶ(➡専門医コールポイント)。

検査室の受け入れ状況が許せば、脳波検査に向かう。てんかん重積ならば、てんかんそのものや抗てんかん薬による呼吸抑制に備えて気管挿管・人工呼吸器管理を要する。また同時に特発性のてんかんのほか、画像に出血や腫瘍などの占拠性病変がないてんかん重積の場合、脳症や髄膜炎・脳炎などの二次性てんかんの可能性を考えて、髄液検査を行う。傾眠などの意識障害に加えて幻覚や失語、先行する性格変化など脳局在症状をきたしている場合には、脳炎の可能性が上がるため髄液検査を行う。

2) 網羅的な列挙

取りこぼしなく意識障害の原因を列挙するために様々な語呂合わせがあるが、最も有名な網羅的列挙の語呂は「アイウエオチップス(AIUEO TIPS)」ではないだろうか。「ア」がアルコール、アシドーシスで、「エ」がエピレプシーとは、英語の語呂である。にもかかわらず「アイウエオ」というのはうさんくさいと思ってきた。そのリストの本場はアイウエオではないであろう……。

今回この本を書くにあたり先行書籍を参照すると、アイウエオチップスは別名カーペンターの分類と呼ぶことがわかった[3)]。PubMedで検索してみるとAIUEO TIPSもCarpenterの論文も引っかからなかったが、「AEIOU TIPS」なるものがヒットした。そのうちの一つに比較的丁寧な説明があった[4)]。「O」、

表1-1　おなじみの「アイウエオチップス」改訂版

A	artery、acidosis、alcohol	動脈性出血、糖尿病性 / アルコール性ケトアシドーシス、アルコール
I	infarction、infection、inflammatory、iatrogenic	梗塞、感染、炎症、医原性障害
U	uremia、underdose	尿毒症、薬物離脱
E	electrolytes、epilepsy、encephalopathy、endocrine	電解質、てんかん、脳症、内分泌疾患
O	overdose、opiate	過量服薬・薬剤性疾患
T	trauma、toxic	外傷、中毒
I	insufficient blood volume、insufficient glucose level	脱水、ショック、低血糖
P	psychosis	解離性昏迷、緊張病性昏迷、転換性障害
S	stroke、syncope	脳卒中、失神

「薬物」の項では overdoseだけではなくて「U」、underdoseつまり抗てんかん薬の不足や大量飲酒歴のある人が何らかの理由で飲酒できなくなった際の離脱なども「U」で挙げられていた。アイウエオチップスの正体は、アエイオウチップスでしたか。

そういうわけで、小学校1年生の時からお馴染みの「アイウエオ」で覚えても、舶来ものの「アエイオウ」でもどちらでもいいようだ。複数書籍の語呂リストや臨床経験を参考に[4, 5]、表1-1に網羅的列挙のリストを提示した。

なお、Googleで検索してみたがAEIOU TIPSをアイウエオチップスに言い換えた偉大なる日本人が誰なのかたどり着けなかった。自明のことで知られていないのか、誰ともなく自然発生的に開始されたことなのか。ご存知の方がいらっしゃるなら、私の勉強不足に対して編集部までお知らせしていただければ幸いである。

薬剤性を示す語呂に「O」の overdose、過量服薬が用いられている。しかしオーバードーズはどこかしら患者の主体的な薬物摂取を示す用語である。今回のリストで参考にした書籍の一つ、福武敏夫『神経症状の診かた・考えかたGeneral Neurology のすすめ』[5]では、薬物性障害に関して「I(iatrogenic：医原性)」としても鑑別を喚起している。医原性疾患に関して、処方医・検査医・治療医である我々医師の責任を示している厳格な姿勢だと思う。そういうわけで iatrogenic もリストに含めた。

意識障害の診療という緊急事態では、事前の臨床情報が十分でないことが前提にある。よって、こうしたリストでの鑑別疾患の想起に際して留意点として、一つの疾患を見つけた時にそこで全検索の終了としないことを挙げたい。複数の状態が併存する可能性を忘れてはならない。

3) 頻度に応じた列挙

アイウエオチップスは網羅的だが、救急診療の日常において、迅速に用いるには向かない。頻度の情報が欠如しているから使いにくいのだ。

Rosen の『Emergency Medicine』には意識障害の原因頻度が年齢によって異なることが述べられている[6]。乳児では感染、外傷・虐待、代謝性疾患、小児では毒物誤飲、若年成人では誤飲、外傷、遊びでの違法/危険薬ドラッグ使用、高齢者では内服変化、薬物相互作用、感染症、生活環境の変化、脳卒中が挙げられていた。日常診療に沿ったまとめを表に挙げる（表1-2）。

表1-2 **成人・高齢者の意識障害において頻度の高い原因**

最近の服薬変化	処方変更、処方終了、飲み間違いなど
薬物相互作用	処方追加、市販薬やサプリの追加内服など
感染症	肺炎、尿路感染症、敗血症など
生活環境の変化	引っ越し、空調の故障、介護者の入院、避難所生活など
脳卒中	脳梗塞、脳出血など

日本の日常診療において、違法ドラッグの頻度はアメリカと比べて低いと思う。それ以外は悲しいことであるがだいたい同じだろう。いびきをかいて覚醒しないというような意識障害の場合、バイタルが安定して血液検査や頭部画像に異常がなければ、無痙攣性てんかん重積の可能性を考えながらも、同時に、頻度のうえで医原性疾患、すなわち内服薬の確認が重要である。

3　トリアージとの関連

意識障害への緊急性順の網羅的対応、頻度把握は、トリアージ（field triage：病院外トリアージ、病院前トリアージ）にも活かされる知識となる。フィールド・トリアージとは、災害や大規模な事故で多数の傷病者が出た場合に、その場の人を最大限救命するために、どの順番で病院に搬送すれば最も多くの人（最高で全員）を救命できるかという方法である。全員が即座に搬送可能な場合にはこの方法をとる必要はない。罹患人数が多数という前提とともに、災害や大規模事故時の傷病者であり、体のいずれかに外傷があることが前提である。

トリアージには様々な方法があるが、日本では搬送での優先順位は4区分にすると取り決められている[7]。第一が赤色の最優先治療群（重症群）で直ちに治療をすれば救命の可能性が高いもの、第二が黄色の待機的治療群（中等症群）、第三が緑色の保留群（軽症群）、第四が黒色の無呼吸群（死亡群）と設定されている。前提が外傷性疾患であり、普段の内科救急外来とは一見異なるように思われるものの、4区分に分類するフィールド・トリアージで要する診察技術は、実は脳神経内科の通常外来診療と同じである。まず外観（変形・切断・運動の異常）を見て、バイタル（ABCと体温）を評価し、頭蓋内病変について意識評価（Glasgow Coma Scale：GCS）9点以下もしくはGCSの急激な悪化（点数は問わない）と瞳孔診察を行う。通常の初診脳神経内科外来において、これらはルーチンで行っている。打腱器もペンライトも筆も先の尖ったもの（爪楊枝など）も必要ない。特別な道具や工夫は何も必要とせず、ただ外観・バイタル・意識評価の知識があれば、フィールドでも外来でも、最速で最も重要な所見を把握することができる。

フィールド・トリアージで評価する身体所見

外観：変形、切断、運動の異常
バイタル：気道、呼吸、脈拍、血圧、体温
意識状態：JCS、GCS、短時間での意識の変動、瞳孔不同

参考文献

1) Durant E, et al. Characteristics of patients with anabnormal Glasgow Coma Scale Score in the prehospital setting. West J Emerg Med. 2011; 12: 30-36.
2) Safar P. 豊岡秀訓 , 他監訳 . 心肺脳蘇生第 3 版 . 克誠堂出版 , 1990.
3) 坂本壮 . 救急外来ただいま診断中！ 中外医学社 , 2015.
4) Schwarin DL, et al. EMS Diabetic Protocols For Treat and Release. StatPearls Publishing, 2022.
5) 福武敏夫 . 神経症状の診かた・考えかた General Neurology のすすめ . 医学書院 , 2014.（2022年時点で第2版が出版）
6) Marx JA, et al. Rosen's Emergency Medicine: Concepts and clinical practice 7th ed. Mosby/Elsevier, 2010.（2022年時点で9th ed が Elsevier から出版）
7) 日本外傷学会 , 他監 . 外傷初期診療ガイドライン JATEC 改訂第6版 . へるす出版 , 2021.

第2章 発症経過

1　病歴聴取

脳神経内科では診断にたどり着くために最も重要な事項は、検査ではない。要所要所で威力を発揮するのは病歴である。意識障害で搬送受診した患者にバイタル、採血や脳CTで異常がない場合、例えば無痙攣性てんかん重積なのか脳炎なのかどうか、次に治療に進むにも検査を選ぶにも、何よりも病歴聴取が最速の手段である。意識障害の患者に付き添っている家族から例えば「3か月前から粗暴になり、最近言葉が出づらくなり、ここ数日頭痛を訴えていた」という病歴が聴取できれば、採血やCTで何も異常がなかったという検査結果よりも診断的価値が高い情報となる。こうした病歴ならば、脳炎や頭蓋内の悪性腫瘍など亜急性進行性疾患を疑い、腰椎穿刺を行う。脳神経内科では何はともあれ「病歴聴取」が重要なのだ。

1）経過で考える

そうはいっても、患者が有する長大な人生物語のどこに踏み込むべきなのか。病歴の中でさらに要点を絞ることはできるのか。限られた診療時間の中で診断の鍵となる情報を見極めるにはどうすればよいのか。病歴の中でも最も診断に寄与する情報は物語の内容以上に、発症様式・時間経過である。

脳神経内科ではなぜ検査結果が二の次なのか。それは、ある日の一点の検査からは時間的情報が奪われているからである。時間は診断をもたらしてくれる。「3か月前から粗暴になり、最近言葉が出づらくなり、ここ数日頭痛を訴えていた」という病歴からは何はともあれ亜急性の神経症状であることを読み取れば次のステップへ進める。問診によって「症状変化の速度」や「パターン」を把握することが、診断への近道だ。複雑な神経解剖学の知識がなくても診断にたどり着くことができる。

時間経過があまりに重要であるため、脳神経内科では特に経過図が好んで描かれる（図2-1）。粗暴になった、という意識障害と言葉が出づらくなったという失語症状と、頭痛という症状それぞれの経過を時系列ごとに図にしてもよいし、階段状に症状が追加されていった経過の全体を図にしてもよい。

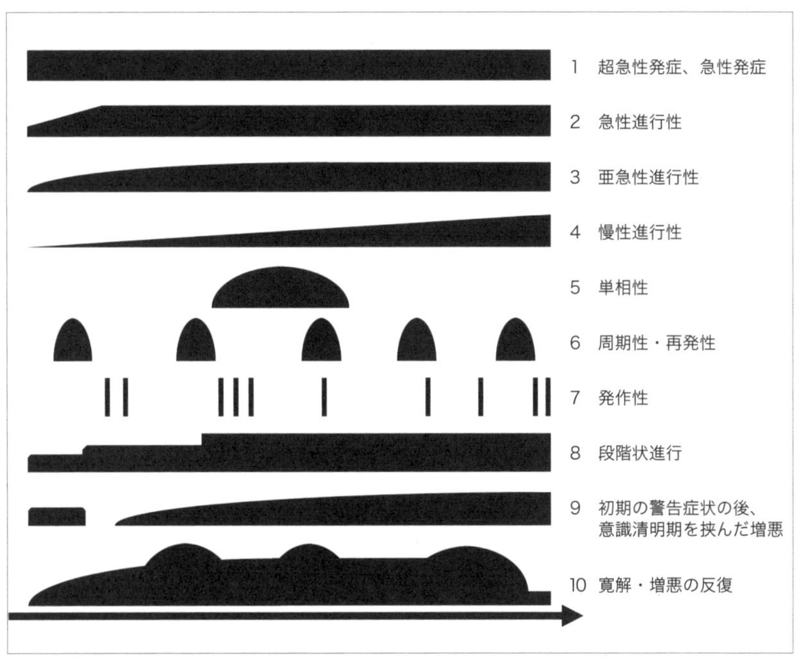

図2-1　**経過図**

表2-1　発症様式・経過に対応する神経疾患例

発症様式・経過	疾患例	特徴
超急性発症	心原性脳塞栓症、くも膜下血腫	発症直後から症状がピークとなる
急性発症	アテローム血栓性脳梗塞	数分から数時間、branch atheromatous diseaseであれば数日間進行する
	ラクナ梗塞	夜間就寝中に梗塞が発生し起床時に症状に気付く
	脳出血	通常、数十分間徐々に進行する
急性進行性	ヘルペス脳炎、抗NMDA受容体脳炎などの炎症性脳炎	数日間かけて症状が進行・変容する
	ギラン・バレー症候群	発症から14日以内でピークに達する
亜急性進行性	亜急性散在性進行性脳炎、結核性髄膜炎、クロイツフェルト・ヤコブ病などの慢性感染症	数週単位で進行する
	慢性炎症性脱髄性神経炎、血管炎性ニューロパチーなどの自己免疫性疾患	数週から数か月単位で進行する
	亜急性連合性脊髄変性症などの栄養障害	数か月単位で進行する
	筋萎縮性側索硬化症	数か月から年単位で進行する
慢性進行性	パーキンソン病やアルツハイマー型認知症、レビー小体型認知症、前頭側頭型認知症などの変性疾患	年単位で進行する
急性発作性	てんかん	数十秒間、重積なら15分間以上の発作があるが発作間欠期に症状はない
単相性	抗NMDA受容体脳炎、急性脱髄性脳脊髄炎、ギラン・バレー症候群など自己免疫性疾患	再発は稀で、回復するが、時に後遺症をのこす
多相性（反復性）	片頭痛、周期性四肢麻痺	数時間から数日症状があるが発作間欠期に症状はない
	多発性硬化症、視神経脊髄炎、慢性炎症性脱髄性多発神経炎	数週から数か月の症状持続の後、寛解する場合もあれば後遺症がのこる場合もある
階段状進行	ラクナ梗塞、アテローム血栓性脳梗塞	数時間から数日で同じ症状の階段状重症化や解剖学的に脳の中で近接する症状進展があれば疑う
	くも膜下出血	警告出血といって本格的に脳動脈瘤が破裂する数十分前に少量出血があり、短時間で治まる頭痛や意識障害が先行する場合がある
	血管性認知症、血管性パーキンソン症候群	数か月から年単位での階段状進行を示す
無症状期を挟んだ増悪	急性硬膜外血腫	急性硬膜外血腫では外傷直後の意識障害がいったん改善し「lucid interval」という意識清明期を経て血腫の増大とともに再び意識障害をきたす
部分寛解/寛解増悪性	多発性硬化症、慢性炎症性脱髄性多発神経炎、悪性腫瘍	病態の本質による変動のほか、薬物治療の部分的な効果などもこのように見える場合がある

2）代表的脳神経内科疾患の発症様式と経過

図2-1で挙げた発症様式・経過には、それぞれどのような代表的脳神経疾患があるだろうか。

表2-1のように、経過で疾患がぐっと絞り込めることがわかる。なお、表には挙げていないコモンディジーズに薬剤性障害がある。薬剤性障害は当然様々な薬剤が原因であり原理的にはすべての発症様式・経過をとりうる。何らかの薬剤を内服して、直後に例えば嘔吐、痙攣し始め意識障害をきたせば因果関係は明白で診断は簡単であるが、急性発症以外では、内服と作用や副作用との前後関係が不明となりやすい。いかなる発症様式においても薬剤性障害を忘れず鑑別に挙げればなお、取りこぼしがない。

2　経過だけで診断できる場合がある

経過を主要な手がかりにして、意識障害の原因診断にたどり着くことができる。症例を提示する。

1）症例：急性増悪した認知症

【症例提示】

急性増悪した認知症

80代、女性

現病歴：十数年前からアルツハイマー病と診断されていた。食事はセッティングすれば自ら食べることができていた。1年前から施設に入所中である。前月の初旬のある日から急激に認知症が進んでしまって会話もできず食事も介助を要するようになった。2週間が経過しても変わらないため、精査目的で1週間前に当院内科へ入院した。診察でバイタルは安定し麻痺はない。採血では糖にも電解質に異常がなく、肝・腎・甲状腺・副腎機能にも異常値はなかった。入院時の頭部MRIでは左視床に拡散強調画像で淡い高信号があり亜急性期の脳梗塞と考えられたが病変が小さく無症候性脳梗塞と思われた。脳炎を考え髄液検査をしたがこちらも異常がなかった。無痙攣性てんかん重積と考え脳波を施行したが基礎律動は8 Hzと遅めのα波であり、既知の認知症の影響はありそうだがてんかん重積と呼べる波形はなかった。診断が手詰まりになり、脳神経内科にコンサルトした。

バイタルは安定し、介助をすれば食事もとれている。だが自発的行動がなく終日ぼんやりしており会話は成立しない。この患者の病歴を経過図にして経過を考えてみる(図2-2)。

ある日急激に変化が起きて、その日から3週間目の本日、状態は横ばいである。つまり急性発症しそこで完成したものである。表2-1から考えると脳梗塞か脳出血か、そして忘れてはならない薬剤性障害、この3つが鑑別に挙がる。頭部MRIでは既に、亜急性期つまり3週間前発症として矛盾のない信号変化が拡散強調画像でみられる(図2-3)。髄液検査や脳波など余計な検査をして迷走してしまったが、単純に「急性増悪した認知症」の原因は視床前外側部の脳梗塞によるものだった。医学部講義では視床は感覚の中継点、とだけ習うが、ほかに意識の通り道であり、さらに高次脳機能の経路でもある。しかしこうした専門的な神経解剖学の知識はなくても、

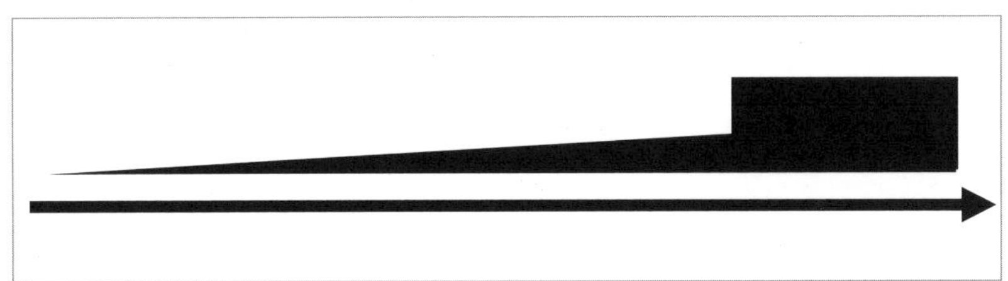

図2-2　**急性増悪した認知症の80代女性**

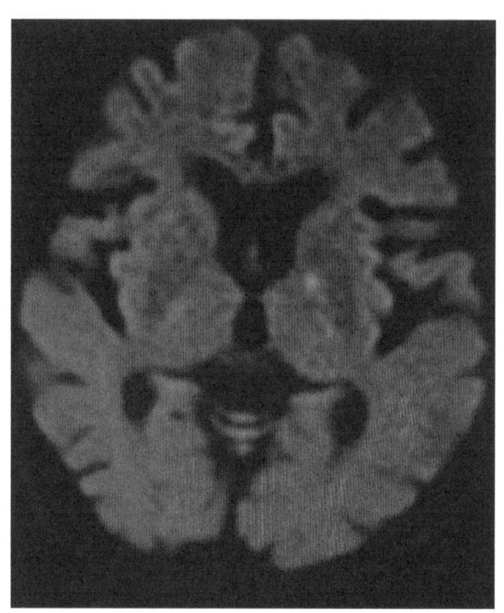

図2-3 **「急性増悪した認知症」症例画像**
拡散強調画像で左視床に淡い高信号を認める。亜急性期の脳梗塞であり3週間前に急性発症した認知機能低下、傾眠の病巣と考えて矛盾がない。

経過で脳卒中とあたりをつけて、単純にMRIで答え合わせをするといういつものプラクティスで診断にたどり着くことができた。

2) アルツハイマー病は急性発症しない

アルツハイマー病、レビー小体型認知症、前頭側頭型認知症、パーキンソン病に伴う認知症やハンチントン病によるものなど、変性疾患は緩徐に進行する。そうした患者がある日を境に急激に変化を呈した場合には、何か別のことが起きたと考えるべきである。

「何か別のこと」の代表はせん妄である。せん妄は可逆的な状態で、誘因があることが多い。せん妄と同時に忘れてはならないのは、せん妄の誘因ともなる全身状態不良（心筋梗塞や消化管出血、心不全、脱水、感染症、熱中症など）である。全身のバイタルに問題がなければ、次に脳卒中（脳梗塞、脳出血）、非痙攣性てんかん重積、頭部外傷など、頭蓋内疾患に踏み込んでいく。しつこくて申し訳ないが、検査で証拠をつかみ難い変化の原因として薬剤性障害(特に抗アレルギー薬、胃薬、風邪薬、頻尿治療薬などに注目)も忘れず鑑別にあげる。薬剤は意識障害の専門科に紹介する前に、処方医自らで気付きたい原因である。

3　時系列変化でしかわからないこと

発症様式や経過、つまり時系列変化をメルクマールにしていけば、経過中に、何を考えていけばよいかがわかる。ファーストタッチでは、たとえ意識障害という神経症状だけしか目につかない場合でも、何はともあれバイタルに気を配り心筋梗塞や大動脈解離、あるいは低血糖やビタミン欠乏などないかどうかなどを検索する。それらがない場合に脳卒中やてんかんに気を付けていく。

てんかんは発作性の症状であり、数時間で意識が戻った場合には診断がつかない場合があるが、入院2日目以降に繰り返すかどうかに注目していく。発作中の脳波検査ができれば行う。入院2日目にかえって増悪する場合に薬物離脱症候群などが鑑別にあがってくる。入院2日目以降も遷延する意識障害がありながら脳波は正常でそのほかの各種検査も異常がない場合には、解離性昏迷や転換性障害が鑑別にあがってくる。

入院時には軽い見当識障害であったものが、激しい精神症状や不随意運動などさらに様々な症状が追加されることで脳炎を疑う場合もある。抗NMDA受容体脳炎などは治療反応性が比較的早い。そのほかの脳炎はステロイドパルスや抗ウイルス薬などによる治療介入後、改善傾向にあるかどうかの判定に週単位の時間がかかる。傍腫瘍性神経症候群の場合、初回の免疫介在性治療への反応性はあるものの、効果は部分的で、退院を計画する頃に再度意識状態が増悪してくることがある。治療の部分的奏効が本来の右肩上がりの疾患増悪を一時マスクしてしまうためである。

偏食やアルコール多飲歴がありウェルニッケ脳症と診断しビタミンB1補充を入院と同時に開始しても、投与直後に目が覚めるということはまずない。数日で覚醒度が上がり1週間目くらいで眼球運動障害が改善し、数週かけて認知機能障害に改善の兆しが出てくるという経過をとる。診断のみならず、治療反応性を確かめるにも、時間経過を要する。時が答えをもたらすのを待つという局面もある。

慢性期の意識障害、全身機能が低めで安定している患者についても、原疾患の診断には過去に遡った病歴聴取が極めて重要である。

療養病院や施設には、コミュニケーションがとれず胃瘻から栄養を受けて寝たきりで過ごしている患者が長期療養している。中には全身の関節が拘縮して、目と口は開いているが呼びかけに反応がない患者もいる。病歴を参照せずに彼らの原疾患を言い当てることはできない。

神経専門の療養病棟のある病院の医師に習った言葉が印象的だ。

「できあがってしまえば、もとの疾患が心不全だろうが、脳梗塞だろうが、神経難病であろうが、神経所見では区別はつけられない。できあがる前にどのような速度でどのような順番で機能が落ちていったのか、それまでの経過がなければ決してわからない」。

例えば同じ1人の患者に、変性疾患、低酸素脳症、廃用症候群の所見が同時に存在することもある。診察や検査でそれらを推定はできても正確には把握できない。どんな医師であったとしても、病歴以外でそれらを個別に取り出すことは不可能だ。

第3章 意識障害の分類

1　意識とは何か

意識障害に関する本の多くは「意識とは何か」という問いから始まるが、すると途端に哲学的な話になり、診療の実際から離れた記載のように感じられてしまう。そう考えて、意識障害当直マニュアルとしてどうしても外せない第1、2章を先に掲げた。しかし、そうして急場で直面し対応する意識障害とは一体何なのか。目の前に横たわる意識障害の患者の病態生理として何が起きているのか。患者の現状を家族から質問された時に、その患者がどの段階の意識障害であるのかを答えることができるよう、意識の現象学、意識障害の重症度や分類について述べておきたい。

日々の生活の中で、心臓が規則正しく拍動していることや呼吸が1分間に12回程度滞りなく行われていることは自覚されない。肺炎や肺塞栓、不整脈などが起きた時、あるいは不安が増強した時などに心拍や呼吸は初めて動悸や呼吸苦として認識される。「縁の下の力持ち」のような活動である。同じように「意識」もまた、意識障害をきたした時に初めて向き合うことになる。しかし意識障害は動悸や息切れと本質的に異なる点がある。意識障害をきたした時には本人はそれを自覚できない。一方で健康な「意識」そのものは主観的にしか経験されない。20世紀中期の精神科医、アンリ・エー（Ey H.）によると「意識しているということは自己の経験の特殊性を生きながら、この経験を自己の知識の普遍性に移すことである」と要約している[1)]。意識の構造解体のうち最も表層に位置付けられるのは「睡眠と夢」であるという。睡眠中には、自己や周辺世界の認識から自由になり、しかもその自

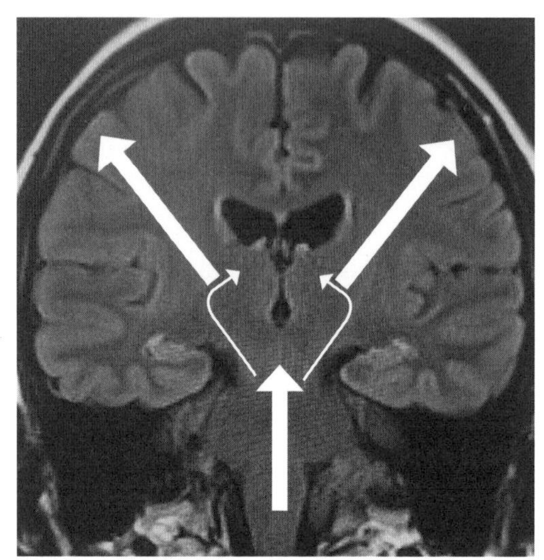

図3-1　**意識の発生・維持の経路**
脳幹網様体から視床に渡る網様体賦活系と、それより高位にある視床下部から大脳皮質への経路とがある。

由を自覚できない。意識障害診療の金字塔書籍の中で神経内科医のプラム（Plum F.）とポスナー（Posner JB.）は「意識とは、自己および自己の周辺環境との関係を完全に認識している状態である」と定義している[2]。

意識障害の診療では、意識を「覚醒度」と「思考内容」の2つの要素で評価することが多い。図3-1で示すように、意識の発生・維持には脳幹網様体から視床にかけての経路と、視床下部から大脳皮質への経路とがあることが知られている。単純化すると、脳幹網様体から視床に向かう経路では睡眠－覚醒リズムが調節されておりここが覚醒度に、皮質の経路が思考内容に関わる。

進化学的には、「意識」は生物の種類が爆発的に増えだしたカンブリア紀に誕生したという説がある[3]。カンブリア紀といえば、最高捕食者アノマロカリスがオパビニアを襲い、その残骸はハルキゲニアがおこぼれにあずかることで無駄なく処理されるというような“食う - 食われる”の時代である。

そのような多様な在り方が生態系の中で自然選択されていく中で他者と自己を区別し、自己の同一性を保持し、他者や周辺環境と関わる礎として「意識」は誕生したと考えられている。

2 意識障害の分類

急性期の意識障害には様々な名前がある。程度の違いだったり、大学の流派や、脳神経内科と脳外科、救急科といった科ごとに違ったりしている。意識障害 (disturbed consciousness、disorder of consciousness、altered mental status) には昏睡 (coma)、昏迷 (stupor)、せん妄 (delirium)、混乱 (confusion)、傾眠 (lethargy、drowsiness、somnolence)、興奮 (agitation、irritability)、見当識障害 (disorientation)、注意力低下 (inattention) などが含まれる[4)]。これらの使い分けは主に重症度を目安に行われるが、その判断は学派によって異なる。このわかりづらさは全科当直時代には分断の要因となりやすいのでどこかでまとめるべきだろう。そう思っていたら Japan Coma Scale (JCS) が最初に提案された1974年の原著に既に用語との対応がまとめられていた(表3-1)[5)]。せん妄(delirium)は JCS I桁、傾眠(lethargy)は II桁、昏睡 (coma) は III桁なのだ。

表3-1 **Japan Coma Scale の段階に対応する意識障害の分類**

JCS I 桁	軽度	せん妄・混乱	delirium、confusion、senselessness、clouding
JCS II 桁	中等度	傾眠	stupor、lethargy、hypersomnia、somnolence、drowsiness
JCS III 桁	重度	昏睡	deep coma、coma、semicoma

(太田富雄, 他. 意識障害の新しい分類法試案; 数量的表現(III 群3段階方式)の可能性. 脳神経外科. 1974; 2: 623-627を参考に作成)

3　遷延性意識障害について

意識障害は時に慢性化する。様々な理由で広範囲に脳障害が起き、ぎりぎりのところで生命が維持されながらも、大脳皮質に強い傷害を受けた場合などである。以前は「慢性」や「永続的」という用語が使われたが、近年、数か月や数年単位で意識障害が続いても後に意識を回復する群が存在することから、「遷延性意識障害（prolonged disorders of consciousness）」という用語を用いるよう提案された[6)]。遷延性意識障害とは、頭部外傷受傷や低酸素脳症などの発症後、28日以上経過しても意識障害が持続する場合を呼ぶ。急性期意識障害と異なり、ABCについては解決済みである。ABについては気管挿管・人工呼吸器管理である場合も、自発呼吸は保たれている場合もある。

1）救急救命士のデータから

遷延性意識障害は日本ではどれほど起きているのだろうか。救急救命士は病院搬送の全データを記録し、総務省消防庁が公表している。救急車の応対時に医師がサインしているあの紙もすばらしいデータの一助となっている。心肺停止の搬送、原因、目撃者の有無、目撃者による心肺蘇生術の施行の有無、除細動の有無から、1か月後の生存率、社会復帰率が集計されている。『令和2年版救急救助の現況』によると、令和元年（2019年）には全国で12万人ほどの心肺機能停止傷病者が救急隊により病院搬送されていた[7)]。このうち、1か月以内の生存者は8,700人ほどで生存率は7％ほどであった。このうち一般市民に目撃された心肺機能停止傷病者は2万5,000人で、この群の生存率は14％ほどであった。1か月後の社会復帰率は9％であり、心肺停止の瞬間を目撃され救急搬送された約2万5,000人の心肺停止者のうち死亡を免れたのは3,500人、このうち社会復帰できたのは2,250人、残りの1,250人は社会復帰できていない。

心臓と肺は復活し生き延びたが復帰できないということは、重症度に差はあれ、脳の回復が遅れている遷延性意識障害をきたしており、療養生活を送っていると推察される。

2）最小意識状態と植物状態/無反応性覚醒症候群について

遷延性意識障害は重症度によって、最小意識状態（minimally conscious state：MCS）と植物状態（vegetate state：VS）/無反応性覚醒症候群（unresponsive wakefulness syndrome：UWS）に分けられる。両者ともに、自発呼吸が保たれ、時により開閉眼し、覚醒はしているが外界に合目的的な反応を示さない状態を指す。意識の経路のうち、脳幹網様体は保たれているが、視床下部から皮質の経路が傷害されている状態であると言える。アメリカでは最小意識状態と植物状態/無反応性覚醒症候群の区別は検査所見に基づいて診断される[8)]。感覚刺激を用いた脳波への反応がある、筋電図でのごくわずかな随意運動が検知される、誘発電位が確認される場合、より回復の見込みがある最小意識状態と診断される。

頭部外傷性による最小意識状態と植物状態/無反応性覚醒症候群は低酸素脳症などの非外傷性最小意識状態と植物状態/無反応性覚醒症候群よりも予後がよいため、外傷性か非外傷性かどうかも重要な分類となる。外傷性由来の植物状態/無反応性覚醒症候群の場合、受傷後4～16週の間は禁忌がなければアマンタジン100～200 mg分2投与を行うことをガイドラインは推奨している。

3）最小意識状態と植物状態/無反応性覚醒症候群の診断での注意点

ヨーロッパ神経学会は、植物状態という用語は一般社会の中での誤解が多いため適切ではないので無反応性覚醒症候群に統一しようと呼びかけている[9)]。一方でアメリカ神経学会はガイドライン内で、むしろ植物状態のほうが理解を得ているので使いやすいがヨーロッパがこの言葉を嫌うため植物状態/無反応性覚醒症候群と併記する、と記載している[8)]。

ヨーロッパ神経学会のガイドラインでは、用語の定義にあたって検査所見のみならず診察所見もまた重視している[9)]。昏睡（coma）は「覚醒しない、閉眼している、睡眠-覚醒サイクルが消失している」ことと定義している。植物状態/無反応性覚醒症候群は「自我などの認識（awareness）のない覚醒（wakefulness）状態で、反射のみ呈する」としている。より軽度である最小意識状態については「反射以上の現象で、大脳皮質由来の外界への反応のある状態」を指す。

アメリカもヨーロッパも、最小意識状態と植物状態/無反応性覚醒症候群の過大評価に注意すべきことを第一に挙げている。受傷・発症から28日以内の意識障害は1年後に社会復帰する確率は20%と高い。心停止や高所からの転落などで何とか救命ができたものの急性期に意識がなく、刺激に無反応で、刺激脳波や筋電図でも随意運動が確かめられなかったとしても、5人に1人が1年後には学校や会社に元通り通うことができるまでに回復するのだ。希望を失ってはならない数字であり、「28日以内には“一般に予後不良である”と家族に告知を行ってはならない」としている。この期間、家族も医療者も最善を尽くしつつ待つことが必要なのだ。評価のための検査や神経診察は、日を変えて繰り返し行い、変動の中で悪い反応や平均値ではなく、最もよい反応を診断の根拠とする。

意識障害と紛らわしい「閉じ込め症候群」を確実に選別することも重要である。閉じ込め症候群では、意識があるにもかかわらず、運動障害が重度であることで反応を表出できないため、あたかも意識障害があるかのように見える。脳幹の脳血管障害や、ギラン・バレー症候群、筋萎縮性側索硬化症などで起こる。そのほか、ぱっと見た感じで意識障害と区別がつかないものには睡眠薬や鎮静薬、抗不安薬などの影響がある。

回復の見込みの目安としては、頭部外傷性最小意識状態と植物状態/無反応性覚醒症候群で12か月、非外傷性最小意識状態と植物状態／無反応性覚醒症候群では3か月が経過すると大多数において、永続的に障害をのこすだろうと現時点でも考えられている[8)]。長期になると判明した時点で、なるべく早い段階でご家族にはケアのゴールと、胃瘻などについての意思決定のための選択肢を呈示し方針を共有すべきである。

しかしながらごく一部の患者では、それほどの長い時間が経過しようと、障害は永続的ではなく回復の見込みがある。この事実は遷延性意識障害の診療において、介護を行う家族の意思決定を極めて難しいものにする。不確実性要素は、何よりも慎重に扱わなければならない情報である。医療はその時点で判明している事実への対応のみならず、予後予測での選択が迫られる方法である。つまり医療的選択に不確実性は切り離せない。不確実な未来に対して、個人レベルならば悲観的予測を選ぶのか楽観的予測を選ぶのか自由であるが、医療では倫理的観点から、悲観にも楽観にも中立でなければならない。医師が自ら恐れるような悲観的予測を押し付けてはならないし、到底達成不可能な楽観的予測に終始してもいけない。そしてそうした中立的情報提供の前提には、「希望を奪ってはならない」という原則がある。この前提に従うと、希望を提供しながら、不確かなことは「わからない」と説明するのが医師に求められる誠実さではないだろうか。

4 「脳死」について

意識障害診療のまとめに「死」について説明はしたくないが、避けては通れないので簡単に述べておきたい。意識障害、特に遷延性意識障害では、家族から「もう脳死ですか」と聞かれることは多い。植物状態で自発呼吸をされている場合には脳幹が生きている証であり、「脳死ではない」といえる。意識障害であって生きている。どのような定義を用いてもそれは死ではない。

大脳のみならず脳幹にも傷害が及び、自発呼吸がなく人工呼吸器につながれている場合、限定的な条件で「脳死」かどうかを検討する必要が出てくる。多くの患者では、同じ状況でも脳死ではない。限定的な条件とは、臓器移植を前提とした時である。現在、「脳死」は脳機能がすべて停止している状態を呼ぶ言葉ではない。「脳死」とは、臓器移植法で規定された限定的な死を法的に定義する用語である。回復の見込みのない患者でも、臓器提供に関与しないなら不可逆性の心停止だけがその人の死である。

臓器移植を待つ患者への移植が可能な状況で、臓器提供への意思が明確に示され、診察と検査結果で条件がそろう場合、臓器移植法に基づいて「脳死」という「死」であると判定される。あくまで法律的な判断であり、生物学寄りの医学に拠った判断とは異なるため、「診断」ではなく「判定」と呼ぶ。

死の診断、死亡宣告をするには通常、「死の三徴」の確認を行う。死の三徴は「不可逆的な呼吸の停止、心拍動の停止、瞳孔散大・対光反射の消失」を指す。脳死はこの死の三徴のうち、心拍がまだ継続している状態である。臓器移植が前提でなければ脳幹までに傷害が及ぶ重度の意識障害ということになる。

脳死の判定に必要な条件は、意識障害の発症ならびに人工呼吸器使用開始から6時間以上経過している、CTやMRIで脳出血や低酸素脳症など全脳障害を示す画像異常があり原因が明らかである、低体温でない、収縮期血圧が保たれている、低血糖など代謝性疾患が否定されている、鎮静薬や筋弛緩薬を使っていない、これらを取りこぼさずすべて満たすことである。条件を満たした場合、担当医と脳神経内科医/脳神経外科医の少なくとも2人以上の医師が脳死判定のための診察を行う。脳-脊髄反射の欠如、脳幹反射の消失を確認し平坦脳波が確認されると、無呼吸テストを行う。6時間後に2度目の診察・検査一式を行いすべての項目がそろうと脳死と判定する。

実はこの脳死判定基準は国ごとに異なる[10)]。フランスでは脳波の代わりに血管造影による脳血流の欠如の確認が必須である。世界的には顔面の外傷で脳幹反射が確認できない場合や、肺疾患があり無呼吸テストを行うことで移植臓器の傷害が進んでしまうリスクがある場合などに血管造影検査で代用することになっている。日本のように脳幹から大脳皮質まで全脳の機能停止を脳死とする国が多いが、イギリスとインドでは大脳機能は問わず、脳幹機能の廃絶の確認がとれれば脳死と定義している。

5　全身状態の回復の見込みがない中の意思決定

かつて終末期医療（terminal care）と呼ばれていたケアは近年、「人生の最終段階における医療「end-of-life care」という新たな名称を得た。人生の最終段階、終末期とはいつか。全日本病院協会の『終末期医療に関するガイドライン』、日本救急学会・日本循環器学会・日本集中治療学医会合同『救急・集中治療における終末期医療に関するガイドライン』などにおいて「終末期とは、複数の医療関係者および本人・家族の総意が、適切な治療を尽くしても救命の見込みがないと判断される時期」と定義されている[11)]。そのような時期には人工呼吸器や血液透析、輸血や栄養補給などは延命治療と位置付けられる。

遷延性意識障害で回復の見込みが低いと診断されると、家族は悲しみに打ちひしがれながら、どのような医療を選び取るべきか即座に選択を迫られることになる。必要なことではあるが、苦しみに追い打ちをかけるような状況となる。苦渋の中で初めてそうした選択をしなければならないと知るよりも、元気なうちから自分自身の「人生の最終段階における医療」に対してどのような希望を持つかを考え表明すること、家族と共有しておくことが推奨されている。アドバンス・ケア・プランニング（advance care planning：ACP）と呼ぶ。

ACPと同様の意思表示に「リビングウィル」がある。健康なうちから人生の最終段階を想定し、個人で考えた意思決定をあらかじめ文書に記して表明しておく方法である。ACPでは家族や医療者と相談して決定する側面が強調される。欧米では自己決定権が尊重され、ドイツでは2009年からリビングウィルには法的拘束力があり、高齢者の過半数がリビングウィルを表明しているという[12)]。日本では人生の最終段階における医療で、自ら食事を摂れなくなったらそれ以上の医療は希望しないと常々話していた患者でもご家族からできるだけ長く生かしてほしいという願いとともに胃ろうが造設されることがあるが、ドイツではこれは法的に許されない。日本ではそうした独立した自己決定権は浸透しておらず、皆の相談で決めるACPはリビングウィルよりもしっくりくるかもしれない。

最近では総合診療科を中心として、健康なうちにACPを本人と家族、医療従事者との相談で話し合い、カルテに記載している医師もいる。元気で健康な時にでさえ、医療での死、つまり肉体の物質的終焉について向き合うのは苦しいことだが、事態が切迫した中ではなく生活の延長にあるものとして死を捉える試みでもある。死はただ単に肉体の生命の終焉という物質的側面にとどまらない。社会の中での死は、事実、生活や人生の延長にある。個人的には、生き死にのことを医療だけに閉じ込めるのではなく、様々な側面からとらえることで、死への恐怖や苦しみを緩和する一助になるのではないかと思う。医療現場以外でもACPについて議論や認知が深まることが待たれる。

参考文献

1) アンリ・エー . 大橋博司 , 訳 . 意識 . みすず書房 , 1969.
2) Posner JB, et al. Plum and Posner's Diagnosis of stupor and coma. 4th ed. Oxford University Press Inc, 2007.
3) シモーナ・ギンズバーグ , 他 . 鈴木大地 , 訳. 動物意識の誕生（下）. 頸草書房 , 2021.
4) Young GB, et al. 井上聖啓 , 他監訳 . 昏睡と意識障害 . メディカルサイエンスインターナショナル , 2001.
5) 太田富雄 , 他 . 意識障害の新しい分類法試案 ; 数量的表現（III 群3段階方式）の可能性について . 脳神経外科 . 1974; 2: 623-627.
6) Fins JJ, et al. Ethical, palliative, and policy considerations in disorders of consciousness.

Neurology. 2018; 91: 471-475.
7) 総務省消防庁 . 令和2年版救急救助の現況 . 救急編 . https://www.fdma.go.jp/publication/rescue/items/kkkg_r02_01_kyukyu.pdf
8) Giacino JT, et al. Practice guideline update recommendations summary: Disorders of consciousness. Report of the guideline development, dissemination, and implementation subcommittee of the American Academy of neurology; the American Congress of Rehabilitation medicine; and the national institute on Disability, independent Living, and Rehabilitation research. Neurology. 2018; 91: 450-460.
9) Kondziella D, et al. European Academy of Neurology guideline on the diagnosis of coma and other disorders of consciousness. Eur J Neurol. 2020; 27: 741-756.
10) Kondziella D. The neurology of death and the dying brain: a pictorial essay. Front Neurol. 2020; 11: 736.
11) 日本集中治療医学会 , 他 . 救急・集中治療における終末期医療に関するガイドライン～ . 3学会からの提言～ . https://www.jsicm.org/pdf/1guidelines1410.pdf
12) ミヒャエル・デ・リッダー . ヴォルフガング・R・アーデ / 島田宗洋 , 訳 . 生命との別離 . 教文館 , 2022.

2択で迫るケースコラム 1

ある炎天下の日、道端に倒れているところを通行人に発見され心臓マッサージが開始され救命科に搬送入院した。自発呼吸はあるが1か月経過しても反応が乏しい。各種検査に異常がない。既往の統合失調症による緊張病性昏迷だと解釈されて精神科病棟に転棟した。睡眠－覚醒サイクルは保たれ、自発的に開眼していることもあるが応答はない。精神科からは器質性疾患ではないかと内科コールとなった。頭部CTで皮質と髄質の輝度逆転（低酸素脳症の所見）あり。

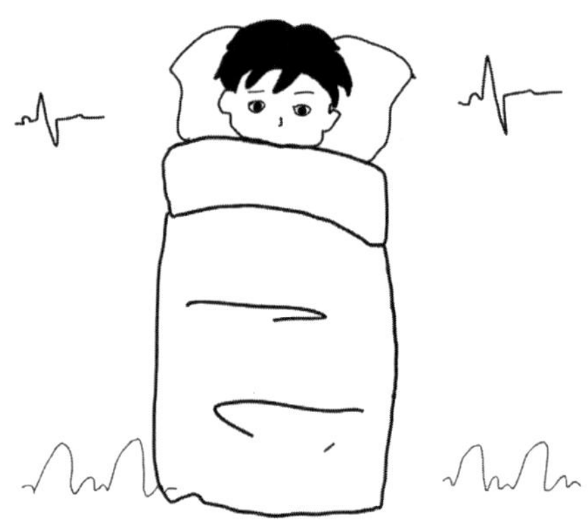

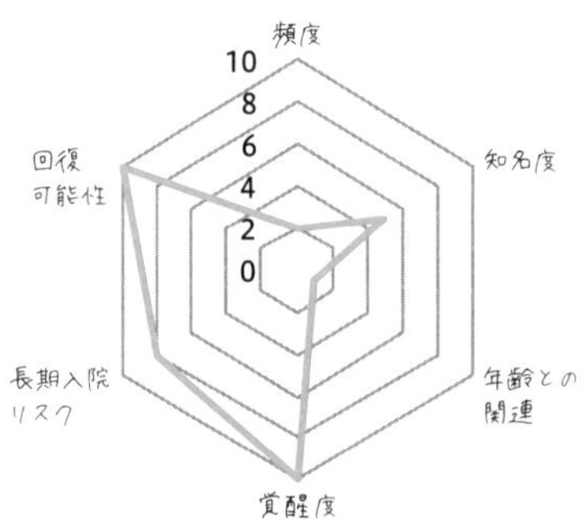

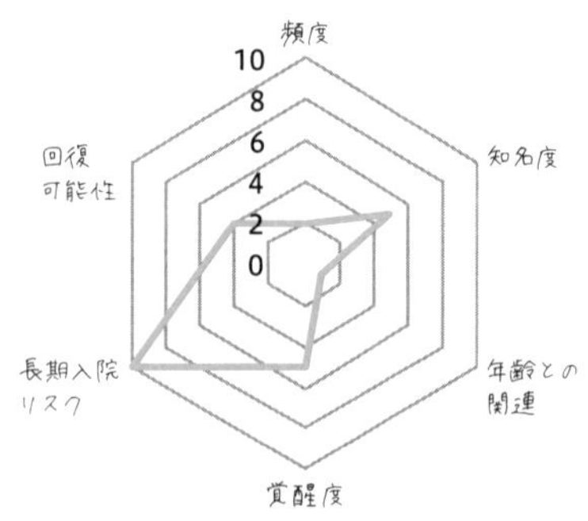

緊張病性昏迷 vs 蘇生後脳症による最小意識状態

緊張病性昏迷／解離性昏迷

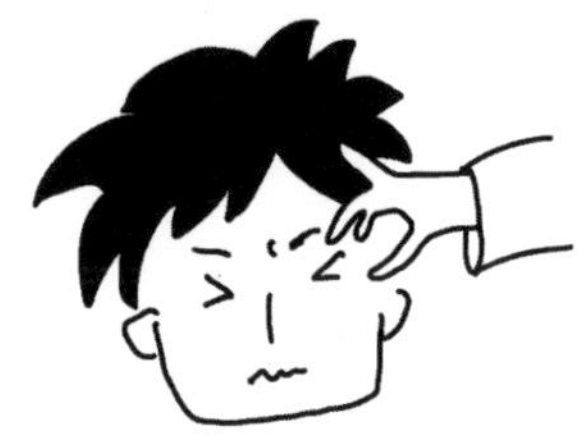

最小意識状態

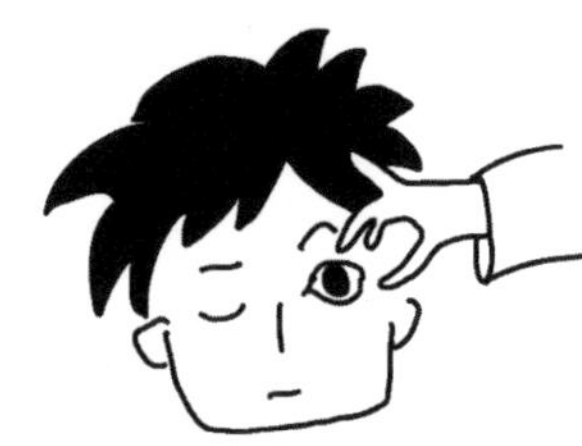

	昏迷	最小意識状態
自発的開閉眼	あり	あり
強制的開眼への抵抗	あり	なし
カタレプシー（他動的姿勢の維持）	あり	なし
頭部画像異常	なし	あること多い
脳波異常	なし	なし〜あり
回復の見込み	あり	あり

第4章 意識障害診療での診察法：ルーチンの神経診察

神経学的診察は通常、視神経から舌下神経までの12対の脳神経、運動・感覚系、自律神経系の評価をルーチンで取りこぼしなく行う。どこどこに異常がない、というのも診断に有用な所見となるからである。一連の診察を取りこぼしなく行うには患者の協力を要するが、意識障害があると、言葉でのコミュニケーションがとれない、動作の指示に従えない、など制約が多い。緊急性が高い場合、悠長にすべての項目を埋める時間もない。診察するにも一工夫が必要となる。

例えば眼球運動の診察では「右向いてください、左向いてください」という言葉での指示は入らないので、自然と注意が向くように20 cmほど離れた場所からペンライトの光を振って、反応的な追視を誘発して評価を行う。

またほかに、意識障害がある場合、感覚系の評価は痛み刺激に反応するかどうか、両側での反応の左右差を比べるなどくらいしか行えない。小脳性失調の評価に至っては、指鼻指試験など、患者は人生で初めてその場で指示動作を習得する必要があり、意識障害下では難しい。カルテには「協力を得られない」、「指示に従えず」、「感覚系・小脳系：評価不能」と記載する。とはいうものの、本人の口から病歴を語っていただけない意識障害の診療では、診察所見がなければ情報不足を補い難い。診察可能でなおかつ有用な項目を知っておきたい。

1 視診・聴診・そのほか

プレホスピタルケアで傷病者を発見し意識がないと判明した場合、「見て、聞いて、感じて」でバイタルなどの情報収集を開始するが、意識障害の診察はまさにこれに尽きる。視診、聴診、嗅診・全体の印象を観察し、記録する。

視診で確認すること

服　：破けている、泥付着、焦げているなど
外傷：腕・足の向き、切断や皮下血腫や出血の有無
動き：胸郭の上がり、顔面筋のピクつき、全身痙攣、片麻痺、合目的的運動

視診では皮膚の色調も意識障害の原因疾患の鑑別に有用である（表4-1）。グローバル時代にあっては、皮膚の色調に関しては人種によって異なることを知っておかなければならない。例えばツベルクリン反応は皮膚の色の薄い患者を対象に開発が進められた検査であり、黒人では確認しづらいと

表4-1　**意識障害診療に有用な色一覧**

色	診察部位	状態
白	眼瞼結膜・手掌	貧血・出血性ショック
黄	眼球結膜	肝不全・肝性脳症、溶血
ピンク	手掌	感染症（敗血症）
ピンク	手掌	一酸化炭素中毒
赤黒	口唇・顔面	チアノーゼ
茶	口腔粘膜	副腎機能低下
青緑	口腔内	パラコート自殺企図

手掌（手指）の色の変化をきたす病態ではパルスオキシメーターでのSpO_2値があてにならないことを念頭に置く。

されている。確認すべき皮膚の色調は、手掌や足底、口腔内など、人種によらず確認できる部分を指標にするよう心がけるべきである。

聴診では、呼吸音が聞こえるか、どのようなリズムの呼吸音なのかにまず耳を傾ける。チェーン・ストークス呼吸は短時間の深い呼吸に続いて微弱な呼吸もしくは無呼吸を示す周期的な呼吸を指す。深い呼吸で二酸化炭素が排出されることで呼吸中枢に過度な抑制がかかると、今度は深い呼吸が誘発されるという繰り返しでこのリズムが生じる[1)]。心不全など、肺から脳への血液運搬が遅れることで起こる場合と、脳幹障害によって呼吸中枢に負のフィードバックがかかりやすくなっている場合、2つの病態生理機構がある。脳の障害の場合には、両側大脳の広範囲の病変のほか、ビッカースタッフ脳幹脳炎、抗NMDA受容体脳炎など脳幹の呼吸中枢を抑制する疾患で見られる。その場合、呼吸停止が近い徴候であり、早急に気管挿管・人工呼吸器管理を考慮する。

医学部では、ビオー呼吸やクスマウル呼吸、失調性呼吸など様々な名称の異常呼吸を習うが、要するに呼吸音が大きかったり、呼吸リズムが変動したり不規則だったりするなど、何かしら引っかかるものがあれば、バッグバルブマスク換気や、続く気管挿管もしくは非侵襲性マスク換気の準備をすぐに行う。どれもチェーン・ストークス呼吸と同じく脳幹病変や広範囲の大脳病変で起こりうる。何呼吸かわからなくても、呼吸が不規則であれば緊急性が高いと考えるべきである。

呼吸音が大きいのも異常だが、呼吸音が小さい、かすかである場合も緊急性が高い。気道は開いているのに呼吸努力が乏しく胸郭が上がっていないのであれば筋萎縮性側索硬化症やミオパチー、ギラン・バレー症候群による2型呼吸不全からくるCO_2ナルコーシスなどを考える。これらもその場で呼吸停止をきたす可能性がある。

うめき声が出ていれば気道は開通している。うめきの次には、言葉が出るか出ないかにも気を配る。失語症か構音障害があるとわかれば、意識障害が脳血管障害によると考え頭部画像検査を急ぐ必要がある。失語症の有無によって、だいたい病変が右脳か左脳かもわかる。また、頭皮に聴診器を当て、血管雑音が聴取されれば硬膜動静脈瘻からの脳出血の可能性があるため、脳外科医に脳血管造影の相談をすべきである。脳梗塞の場合には、頸部に聴診器を当て、頸動脈血管雑音が聴取されればアテローム血栓性脳梗塞だろうと推察できる（表4-2）。

なお、意識障害診療でなくとも、脳神経内科診療は音から始まる。外来に入室するまでの廊下からペタペタ音が響けば、腓骨神経麻痺による前脛骨筋筋力低下があるな、と思う。足を擦る音がだんだん速くなって突進してくる場合には、今からパーキンソン病の方が入室するとわかる。

プレホスピタルケアでの「感じて」は鼻先・口先からの呼気が触れるか、体温はどうかなどだが、診察室での「感じて」は広い。嗅診は瞬時のことだ。

表4-2　意識障害診療に有用な音一覧

確認項目			状態
呼吸音	大→小→大→小呼吸へ変動	チェーン・ストークス呼吸	広範囲大脳病変、脳幹病変（抗NMDA受容体脳炎、ビッカースタッフ脳幹脳炎）、および心不全、肺炎など重篤な低酸素状態
	リズムや大きさの一定しない呼吸	失調性呼吸	脳幹病変（生命維持の危機）
	微弱な呼吸音	拘束性換気障害	ギラン・バレー症候群、筋ジストロフィーなど神経筋疾患
言葉	呻き声のみ		両側大脳の広範な病変
	言葉が出ない	失語症	左大脳局在性病変
	聞き取りづらい	構音障害	錐体路・小脳など局在性病変
血管雑音	頭皮で聴取		硬膜動静脈瘻
	左 / 右頸部で聴取		内頸動脈狭窄症
	頸部正中		バセドー病（グレイブス病）クリーゼ

尿・便失禁の有無、嘔吐の有無、飲酒の有無、喫煙の有無、しばらく入浴していない体臭や、焦げ臭さ、薬品臭など、入室時に一瞬で嗅ぎつけてしまったにおいはすべて診断に有用な所見である。

嗅覚のほか、印象という「感じて」もある。幻覚・妄想をきたしているだろう、イライラや焦燥感があるだろう、場にそぐわないほどのハイテンションや、疲労が強いだろうというのも、全体の印象である。目線が合うか、ぼんやりしているか、攻撃性を呈しているかなども医師が感じ取るべき項目である。

2 眼球運動の診察

意識障害の主病変が神経にあると絞られた後に、追加の診断につながる診察項目に眼球運動がある。脳死判定ではカロリックテストを行う。つまり、「眼が動く」というのはそれだけで「生きている」証である。眼球がランダムに動く「ボビング」や、片眼は固定されているものの対側は動く場合、眼球が固定されているように見えるが頭を動かすと眼が動く（核上性眼球運動障害）時など、細かくは様々な動きを示すが、とにかく眼球が何らかの動きを示すならば、それは呼吸など生命維持を司る中枢である脳幹が生きていることを示している。指示に従えなくても、閉眼していてもこうした眼球運動の診察は可能である。閉眼している場合、外傷の有無確認後、眼瞼を持ち上げて眼球を診察する。

図4-1の上段は右動眼神経麻痺である。右瞳孔が散瞳し、内転障害によって左に向かない。動眼神経は上眼瞼挙筋も支配しているため、右瞼だけ閉じているのを、診察時に持ち上げて、右眼球を診察する。この所見は眼窩や脳底を走行する末梢神経である動眼神経の障害か、もしくは中脳上部にある動眼神経核の障害で起きる。大脳に大きな血腫や腫瘍などの占拠性病

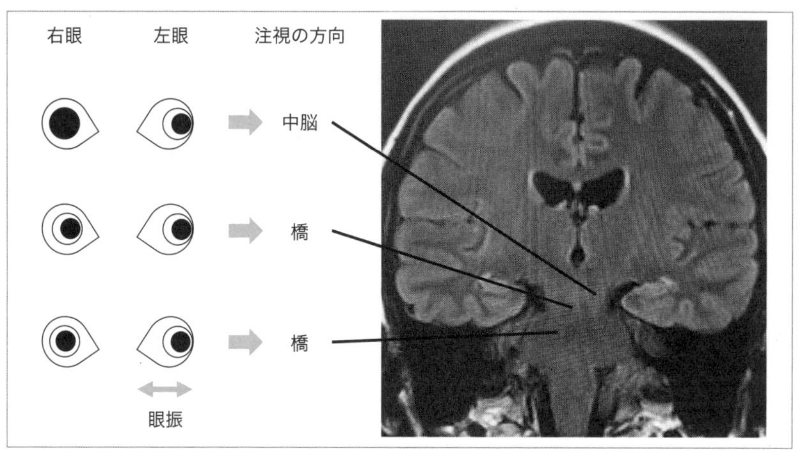

図4-1　**意識障害の眼位とその責任病巣**
右脳が病変の場合を図示した。片矢印の向きは患者に注視するよう指示を入れている方向である。評価は片眼ずつ行う。

変があると、頭蓋内圧の逃げ場として側頭葉の一番下の鉤部が中脳のほうへ張り出してくる（鉤ヘルニアという）ため、動眼神経核を圧迫しこのような所見を呈する。内頸動脈と後交通動脈分岐部は脳動脈瘤が最もできやすい部分であるが、ここにできた脳動脈瘤が増大し大破裂寸前の場合には中脳上丘の核から出てすぐの動眼神経を圧迫してこの所見をきたす。

もちろん大破裂しくも膜下出血となり意識障害で搬送されてくる患者にもこの所見は見られるが、大破裂寸前に「2日前からだんだん右瞼が下がってきちゃいました」などの主訴で、歩いて来院する患者でも見られることがある。下がった瞼を持ち上げて瞳孔が散大していたら、落ち着いて、揺らさないようにCT室へ案内する。

急速に現れた片側眼瞼下垂を主訴とする新患の診察は、未破裂動脈瘤による動眼神経麻痺を想定してそっと診察する。しかし、ウォークインで来院される片側動眼神経麻痺の原因疾患は、頻度としては糖尿病患者における中脳の細動脈の脳梗塞が最も多い。この場合は、動脈瘤と異なり、瞳孔散大は伴わないことが多い。また細動脈の脳梗塞は病変が小さいためスライスの間に位置してルーチンの軸断のMRIでは映らないこともある。矢状断を追加するなど工夫したり糖尿病があればみなし梗塞として治療するなど考える。

図4-1の中段は右注視麻痺である。橋病変による注視麻痺の場合、病変側（この場合右側）に眼を向けることができない。それより上位病変（前頭葉など）による注視麻痺の場合、指示で対側（この場合左）に眼を動かすことはできないが、頭を動かすと眼球は正中を超えて対側に動く。

図4-1の下段は橋の内側縦束の障害である核間麻痺である。右目は内転障害によって左に向かず、左眼は外転時に制限はないが眼振を生じる。

紙では静止画であるものの、臨床で眼球運動の診察を行う時には、パターン認識で診断するのは無謀だ。というのも、指示を入れながら両眼を同時に診察はできないからだ。それで眼球運動所見を診断に役立てようという人が減ってしまうわけである（私も脱落者の1人）。しかし、匠の医師の診察を見てみると、両眼の同時評価はしていない。眼球運動の観察では、視標を上下左右に振って追視を評価するが、まず右眼を評価し、次に左眼を評価している。視標の移動は眼球2つ分、2周行っていこう。

両眼球が左右どちらかに向き続けていることを共同偏視と呼び、痙攣時や脳卒中時に起きる。大脳病変では両眼は共同偏視で病側を睨み、脳幹病変では健側を睨む、などと習うが、痙攣の時はいつの間にか反対側の偏視になっていたりするので、両眼がどちらかに極端に寄っているのは脳の異常だとわかればよいと思う。開眼している眼球が両側とも上転している場合、痙

表4-3　**外眼筋の支配神経と神経核のある脳部位**

障害部位	支配神経	中枢
上直筋・下直筋・内直筋、下斜筋、眼瞼挙筋、瞳孔	動眼神経	中脳上丘
上斜筋	滑車神経	中脳下丘
外直筋	外転神経	橋被蓋

攣や薬剤性のoculogyric crisisであったりするが、閉眼している眼瞼を上げて眼球が上転している場合は、閉眼時の生理的現象であるベル現象をみている場合もある。正常時には閉眼と同時に眼球は上転する。なお、ベル現象には、頻度は少ないが両眼が下転する人もいるとのことである。

意識障害に表4-3のような組み合わせがあれば中脳や橋に障害があるとわかる。複雑な組み合わせの眼球運動障害があればthin sliceのMRIをオーダーしよう。

3　姿勢や麻痺の診察

姿勢や運動の異常もまた、外傷などなければ病変が脳にあることを示唆する所見となる。

姿勢・運動異常と主な責任病巣・責任疾患

- 片麻痺：片側大脳
- 対麻痺（両下肢麻痺）：脊髄
- 除脳硬直：両側大脳から橋
- 除皮質硬直：両側大脳
- 痙攣：大脳皮質
- ミオクローヌス：大脳皮質
- 運動時ミオクローヌス：低酸素脳症（ランス・アダムス症候群）
- 把握反射陽性（手掌を触ると無目的につかむ）：前頭葉
- 反復性後弓反張：機能性神経障害（psychogenic non-epileptic seizure）
- 反復性後弓反張＋口舌ジスキネジア：抗NMDA受容体脳炎
- 持続性後弓反張：破傷風
- 項部硬直：髄膜炎、くも膜下出血

パターンによって疾患や病変、病態が異なる。除皮質硬直と痙攣、後弓反張の区別がつかずに闇雲に「痙攣」と呼ばれてしまうことがあるが、区別ができれば画像や検査が出そろう前に治療に向けて動くことができる。これらを知るには「一見にしかず」である。臨床経験でこれらに触れていくには膨大な時間を要する。海外の医学生から習ったことだが、教育的YouTubeを活用するとよい。

4　そのほかの徴候の評価

1) 腱反射

腱反射は脳神経内科診察を代表する診察法だが、意識障害診療において脳神経内科医以外も使いこなすべきかというとそうではない。腱反射亢進といえば脳・脊髄病変を示唆する所見だが、脳卒中や脊髄傷害の急性期には腱反射は亢進しない。急性期にはニューロン活動が全体的に低下するため、亢進所見が出るまでには数日から数週のタイムラグがある。

2) バビンスキー徴候

一方でバビンスキー徴候は脳・脊髄に異常であれば急性期から出現し、基本的には乳幼児を除いて正常者には陽性徴候は出ない。靴下を取り除いて足底を一足1回ずつこするだけの診察で、実に簡単である。特別なコツもいらない。足底をこする道具は「鍵」と習うが、感染症対策としてディスポで行いたい。グローバルには対応していないが、多くの脳神経内科医は爪楊枝を用いている。

感覚の評価に用いる先の尖った道具も、同じくディスポであるべきで、爪楊枝を用いる。「意識障害患者に対して感覚神経の評価はできない」ということは有名だが、それは「感覚がない」とは別の状態であると心得る必要がある。痛み刺激の診察は最小限の回数で行う。意識障害診療のどの局面にあっても、常に痛みがあるということへの配慮を忘れてはならない。ヨーロッパ神経学会の意識障害ガイドラインでも明記されている[2)]。

3）言葉に気を付ける

痛みと同様に、意識障害の患者にかける言葉や、ベッドサイドでの会話の内容も同じである。反応ができないだけで、すべて聞こえているということはよくある。ベッドサイドで「もうダメだな……」などとネガティブなことを決してつぶやいてはならない。東京大学神経内科の初代教授であった豊倉康夫教授の教えとして、私は川井充医師から教わった。豊倉教授は自身のアナフィラキシーショック時に経験した臨死体験について精神科雑誌に短文を寄稿している。そこで、心肺蘇生術を施してくれた同僚たちが「もうダメだな」と言っている声を聞いて、救命中の会話は全部患者に聞こえているのだから絶対にベッドサイドでネガティブな発言はしないと決めたとのことである[3)]。

5　スコアを用いた意識障害での運動・反射の評価

意識障害の重症度診断にはGCSやJCSがある。GCSは初出ではスコアをグラフ化して、ICUの中で医師や看護師など多業種間での患者の引き継ぎ時に、最も予後に影響する意識障害の「変動」を見逃すことがないように開発されたスコアである[4)]。JCSもまた同時期に提案されたスコアで、施行に特別な訓練を要さず多業種間で共有できる点が優れている。COVID-19をきっかけに一時的であるがリモートでの診療が始まった。GCSやJCSはリモートでも概ねスコアをつけることができる点でも優れている。

ほかにも簡便なスコアはある。GCSやJCSは重症度判定に言語応答を用いるため、気管挿管をしているとそれだけで評価ができなくなってしまう。この点の改良を目指したものにFull Outline of UnResponsiveness（FOUR）scoreというものがある[5)]。全項目の評価にかかる時間は数分で、目、運動、脳幹、呼吸の4つをそれぞれ4段階で評価する。

合計点12点以上であれば入院中の死亡リスクがゼロに近い。閉じ込め症候群と意識障害を区別できることも特記すべき重要な視点である。

4項目4段階の意識障害評価、その名も「FOUR」

1. 眼：追視／瞬目指示に従う、自発的／大声／痛み刺激で開瞼する
2. 運動：ピースなどサイン作る、痛み刺激で反応する、関節屈曲・伸展誘発、痛み刺激に反応なし
3. 脳幹反射：対光／角膜反射陽性、片側散瞳、眼の反射陰性、咳反射含め反射すべて陰性
4. 呼吸：規則的呼吸、チェーン・ストークス呼吸、不規則呼吸、人工呼吸器使用中だが自発呼吸あり

（上記全部当てはまらなければ0点）

意識障害の一つ、せん妄の評価にはConfusion Assessment Method for the Intensive Care Unit（CAM-ICU）というものがある[6)]。この評価法は鎮静薬の評価を行うために開発されたRichmond Agitation-Sedation Scale（RASS）を組み合わせて用いる[7, 8)]。RASSは人工呼吸器療法のガイドラインで、人工呼吸器使用中の鎮静レベルの調整のための評価方法として推奨されており、医師のみならず看護師や臨床工学技士、言語療法士など、多業種間で知識が共有されており、患者の状態をチームで把握できる点で優れている。

Step 1：RASS

- ・戦闘的：＋4
- ・強い興奮：＋3
- ・興奮で運動過多：＋2
- ・落ち着きなし：＋1
- ・清明で静穏：0
- ・傾眠（アイコンタクトや呼びかけで起きる）：－1
- ・軽い鎮静（呼びかけでのアイコンタクトが10秒未満）：－2
- ・中等度鎮静（呼びかけで動きあり）：－3
- ・深い鎮静（身体刺激で動きあり）：－4
- ・覚醒可能性なし（無反応）：－5

Step 2：視診30秒のRASS評価で＋4から－3までを対象に

- ・精神症状に変動あり
- ・注意力低下あり（手を握るなどの簡単な指示が入るかどうか）
- ・RASSが0（意識清明）の時には「石が水に浮くか、魚は海にいるか、1gは2gより重いか、釘を打つのにハンマーを使うか」など4質問中2問誤答

→いずれかでせん妄あり

6　遷延性意識障害の評価

受傷・受病機転から1～2か月を経過しても意識障害が続く時、「遷延性意識障害」と呼ぶ。先が見えない療養生活が長く続くことを意味し、そうした患者の家族や介護者の多くが病的な悲嘆に該当し、状態の否定や自分を責め続けるという心理的負担が大きいことが知られている[9)]。診療に携わる医療従事者にとっても、燃え尽き症候群を誘発させることが報告されている。燃え尽き症候群は病棟や専門にかかわらず現役の全医療従事者の3人

に1人、33%が該当するとされているが、遷延性意識障害の診療に携わる慢性期の神経リハビリ病棟勤務の医療従事者では66%に燃え尽き症候群が見られたという[10)]。看護師に限ると83%と、患者と向き合う時間が長い職種が最も心理的負荷を抱えている。

しかし近年、遷延性意識障害の中に、1～2年後に後遺症なく社会復帰する一群が存在することが認識されるようになった。最小意識状態(minimally conscious status：MCS)やMCSプラスと呼ばれる一群である。特に頭部外傷による場合には1年後の社会復帰率は4人に3人と高率となる[2)]。

植物状態と最小意識状態との鑑別のために、ヨーロッパ神経学会の意識障害ガイドラインでは、Coma Recovery Scale-Revised (CRS-R)を使うべきと推奨している[11)]。慢性期意識障害においても、状態は急性期と同じく変動するため、スコアを用いた評価は日を違えて繰り返し行う。

CRS-Rで最小意識状態を示唆する指標

・聴覚機能：指示に対して再現性のある運動あり
・視覚機能：動く対象を追う、ぼんやりと凝視する
・運動機能：痛み刺激を払いのける、自動的な運動反応がある
・覚醒度：開眼している

CRS-Rの評価は合計点ではなくてそれぞれ独立した評価項目ごとに行い、それぞれの項目で最小意識状態を拾い上げていく。複数の項目で「最小意識状態」が示唆されればそれだけ回復可能性が高い。時間経過で該当するものが増えていく場合、MCSプラスと呼び、さらに社会復帰に近いと捉える。

なおガイドラインではこれらのほか、「鏡を見せて追視するかを確認する」ことも行うよう推奨している。身近な道具を用いて反応を確認することも神経診察の極意である。

本章で挙げた神経診察に必要な道具はペンライト、爪楊枝、鏡のみである。

その場になかったらそれらさえ不要である。ペンライトがなければ手を大きく振ることで、爪楊枝がなかったら先のとがった何かで代用可能である。診療バッグはなくても神経学的診察は可能なのだ。

参考文献

1) Hall JE. 石川義弘，他監訳．ガイトン生理学原著 第13版．エルゼビア・ジャパン，2018.
2) Kondziella D, et al. European Academy of Neurology guideline on the diagnosis of coma and other disorders of consciousness. Eur J Neurol. 2020; 27: 741-756.
3) 豊倉康夫．臨死体験の記録．死直前の Euphoria は「物質」によるものか．精神医学．1991; 33: 572-573
4) Teasdale G, et al. Assessment of coma and impaired consciousness. A practical scale. Lancet. 1974; 2: 81-84.
5) Wijdicks EFM, et al. Validation of a new coma scale: the FOUR score. Ann Neurol. 2005; 58: 585-593.
6) 古賀雄二，他．日本語版 CAM-ICU フローシートの妥当性と信頼性の検証．山口医学．2014; 63: 93-101.
7) Ely EW, et al. Monitoring sedation status over time in ICU patients: reliability and validity of the Richmond Agitation-Sedation Scale (RASS). JAMA. 2003; 289: 2983-2991.
8) Sessler CN, et al. The Richmond Agitation-Sedation Scale: validity and reliability in adult intensive care unit patients. Am J Respir Crit Care Med. 2002; 166: 1338-1344.
9) Elvira de la Morena MJ, et al. Caregivers of patients with disorders of consciousness: coping and prolonged grief. Acta Neurol Scand. 2013; 127: 413-418.
10) Wang J, et al. Burnout syndrome in healthcare professionals who care for patients with prolonged disorders of consciousness: a cross-sectional survey. BMC Health Serv Res. 2020; 20: 841.
11) Giacino JT, et al. The JFK Coma Recovery Scale-Revised: measurement and characteristics and diagnostic utility. Arch Phys Med Rehabil. 2004; 85: 2020-2029.

PART 2

各論

いよいよ各論ではABCをクリアした意識障害の、代表的な原因・背景疾患8つについて診断と治療案を挙げていく。この8つを押さえることで当直帯の意識障害の 概ね 全域をカバーできる。

章の並びは緊急度に応じている。代謝、薬剤（特に呼吸抑制に至る可能性のあるアルコール関連）、てんかん、頭蓋内病変、中枢神経感染症、急性発症の自己免疫疾患と続く。それらを適宜、診断・治療していくと、存外に高頻度にみられるコモンディジーズが機能性神経障害である。機能性神経障害を見逃さない、説明不足でリリースしないことは、これからの医療に求められる重要な課題と思われるので章を割いた。また、重症度の軽い意識障害であるせん妄のベースには近年増加傾向にある認知症があることも多い。最後に内科合同当直での意識障害診療に必要な 認知症の知識をまとめた。

第5章 代謝性意識障害

1 代謝と意識障害

「代謝性疾患と意識障害」というと、多くの専門科にとって辺縁領域という位置付けである。しかしそれでは、「代謝と意識障害」はどうだろうか。脳の臓器重量は全身の2%だが、エネルギー代謝においては15%を占め、この代謝の維持によって脳機能、そして生命が維持されている[1)]。代謝は意識の維持にとって最も中心的な役割を果たす要素である。

脳細胞は細胞内外の電解質による電位差によって電気信号をやりとりし続けており、休息中でも盛んに活動している場合でも、細胞膜電位の維持を必要としている。電位は細胞内にカリウムイオンを流入させ、細胞外にナトリウムイオンとカルシウムイオンを排出することで維持される。ニューロンが活動電位を伝えるとその逆向きにイオンが動くので膜電位の維持にはイオンポンプによる電解質の流入と排出とが必要だが、この輸送には、血糖・酸素から産生されるエネルギー/ATPを必要とする。

脳はほかの臓器以上にエネルギーを要するうえに、ニューロン中のグリコーゲンの貯蔵分では2分しかもたない[1)]。血中の酸素やグルコースの補給は分刻み以内で行わなければたちまち膜電位の維持ができず、細胞内にナトリウムやカルシウムが流入し続けてしまう。それは細胞死、アポトーシスのスイッチとなる。低血糖や低酸素が即時に意識障害を引き起こし、時にその影響が永続的に重篤な後遺症や死の転帰となる所以である。

血糖からのATP産生は体内で解糖系、TCAサイクル（クエン酸回路）、電子伝達系（酸化的リン酸化）の3つの経路から産生される。嫌気的反応である解糖系でグルコースからエネルギーとピルビン酸とを産生し、ピルビン酸はミトコンドリアにあるクエン酸回路へと渡される。ここからは酸素を必要とする反応が行われ、最終的には水と二酸化炭素が排出される。

クエン酸回路を回す脱水素酵素にはナイアシン（NAD）やリボフラビン（FAD）のほか、チアミン（ビタミンB1）も必要である。チアミンはアルデヒドの転移を行う補酵素であり、エネルギー代謝という脳機能維持のほか、アルコールの代謝にも用いられる。ビタミンB1欠乏によるウェルニッケ脳症が大酒家に多い理由である。

クエン酸回路以上にエネルギー産生を効率的に行っているのは、同じくミトコンドリアにある電子伝達系による酸化的リン酸化である。この経路で働く補酵素にはCoQがあるが、CoQ10欠乏は遺伝性多系統萎縮症の原因の一つであり、またミトコンドリア脳筋症ではこれを大量補充するなど、脳機能維持に酸化的リン酸化は不可欠である。

エネルギー産生は糖以外にも、脂質から脂肪酸に、タンパク質からアミノ酸に変換される経路でも行われている。脂肪酸やアミノ酸がピルビン酸やアセチルCoAなどに変換されると、代謝の中心的経路であるクエン酸回路や電子伝達系の酸化的リン酸化に合流してエネルギー産生が行われる[2)]。アミノ酸代謝の最終産物はアンモニアだが、毒性があるためこれを尿素にして排出する尿素サイクルが肝臓にある。尿素サイクルを構成するシトルリンが適切に処理できず脳症をきたす遺伝性疾患には、シトルリン血症がある。また、稀な遺伝性疾患ではなくとも、肝不全では糖質、脂質、アミノ酸の代謝が適正に行えないなど、様々な原因の複雑な組み合わせにより脳症が起きる。

細胞一つ一つの仕事は代謝であり、特に細胞の働きが部位ごとに分業されている脳では、少しの代謝異常の影響も目立つ症状につながる。前述のうち、血糖、電解質、ビタミンB1欠乏、肝不全といった代表的な代謝性脳症について概説したい。

2　血糖・電解質異常による脳症

1）低血糖性脳症

低血糖は血中グルコースが概ね50 mg/dL以下と定義されている[3)]。症状は発汗・動悸・振戦・嘔気・不安などの交感神経賦活化症状から始まる。低血糖に反応してカテコラミンが放出され、糖代謝を促そうとするためである。しかし次第に、錯乱などの意識変容状態、麻痺、痙攣、昏睡を呈していき、遷延すれば死に至る危険性がある。可及的速やかに経口あるいは経静脈的に糖分の補給を行う必要がある。

ホメオスタシスにより低血糖に対して内因性のインスリン分泌の抑制、グルカゴンやカテコラミン、成長ホルモンなど血糖値を上昇させるホルモンが分泌されることで、軽度であれば糖分を補給しなくても改善される場合もある。

運動負荷が低血糖の引き金となった場合には、休息すれば血糖利用の相対的な低下で低血糖が改善することもある。そういった場合に症状改善後受診すると、一過性脳虚血発作と診断され抗血小板薬が開始され低血糖への対処が行われない場合もある。また一時的な意識状態の変容のみで、動悸や発汗などの自律神経症状を訴えない場合、てんかんとの区別が付けづらい。しかし病歴を慎重に聴取すると、スルホニルウレア（SU）薬内服中など低血糖リスクのある患者で雪かきなど普段行わないような運動負荷の最中に症状が起き、休息で改善し、再び作業を行うと再現された、といった特有の病歴が聴取できる。今後の発作に備えて、そのような場合に糖を持参する、異変に早く気付ける作業はできるだけ1人で行わない、などの指導を行う。

比較的頻度の高い低血糖の原因疾患

- 糖尿病でインスリン・スルホニル尿素（SU）薬使用
- 敗血症
- アルコール性ケトアシドーシス
- 胃切除・消化管再建術後
- 肝不全／腎不全

糖尿病では、高血糖に常に曝されている場合、末梢血の血糖値が正常か、やや高めであったとしても低血糖性神経症状を起こすとされている[3)]。「来院時の指先の血糖値は120だったので低血糖は否定しました」という言葉は救急外来でよく飛び交うが、測定した血糖値以上に病歴のほうが正確である。病歴が即座にはとれない意識障害で、著しい高血糖でなければ、ビタミンB1と同時にグルコースも経静脈的に投与する。

また、脳ではインスリンによらない血糖配分が行われるため、インスリンやSU薬使用患者では、高インスリン血症下で血糖の回収が肝臓で行われることで相対的脳内低血糖が起きる[1)]。未治療・不十分な治療でも、反対に過剰な治療でも低血糖性脳症が起きるリスクがあることに注意を払う必要がある。

アルコール性ケトアシドーシスは、常習飲酒者が何らかの理由でお酒をやめたり飲めなくなった際に、腹痛、脱力、強い不快感、意識状態の変容をきたし搬送受診する。採血で脱水、動脈／静脈血ガス分析でアシドーシスを認め、補液をすると劇的に改善する。常習飲酒者が飲めなくなって発症するという経過上、飲めなくなった原因としてのウェルニッケ脳症や、飲めなくなった結果としてのアルコール離脱症候群の合併を常に考えなければならない。よって、治療にはビタミンB1投与も行い、自律神経症状をモニターする。

繰り返す低血糖／遷延性低血糖の原因疾患

- 経口血糖降下薬（SU薬）
- 糖尿病血糖コントロールが不適切
- 副腎不全（下垂体病変／ACTH単独欠損症／薬剤性）
- 低栄養、摂食障害
- インスリノーマ、インスリン自己免疫症候群
- ミュンヒハウゼン症候群

意識障害で搬送され、低血糖が原因と考えられ、糖の投与でわずかな時間改善しても、意識障害が遷延し、検査上も低血糖が遷延する場合がある。経口血糖降下薬を内服している病歴があれば、内服を中止して糖を補給する。

薬剤性の副腎不全はステロイド中〜長期内服の後の中断が多い。臨床経験上、特に蕁麻疹など皮膚科的理由で処方された抗ヒスタミン薬とステロイドの合剤で、患者が抗ヒスタミン薬単独だと勘違いしていて何となく内服をやめた、ほかの抗アレルギー薬が追加されたからやめた、という事例が多い。ステロイドを要する必然性のある治療では厳重な管理をすり抜けた自己（事故）中断は起こりづらく、最初の処方の段階で、処方に必然性があるかどうかよく考えて処方すべきと考える。これは皮膚科医へのメッセージではなく、内科医としての自戒を込めて書きたい。

遷延性低血糖の原因は前記のごとく、診断と治療に専門性を要する。インスリノーマや副腎不全は内分泌科、摂食障害は精神科などに、依頼をかける（➡専門医コールポイント）。

ごく稀に、必要のないインスリンや血糖降下薬を自らに投与することでの低血糖発作、すなわちミュンヒハウゼン症候群を疑う場面に出合う。非常にナイーブな問題であり、確証がなければその診断は下さない。診断には血中インスリン濃度とC-ペプチドの解離など客観的指標があり、内分泌科に診断を依頼する。ミュンヒハウゼン症候群はDSMでは作為症／虚偽性

障害に分類される。身体症状症や機能性神経障害とは異なり、病名を告げることが根本的な治療につながるのかはまだ明らかではない。こうした患者はことさらチーム医療で取り組み、合併する精神疾患や患者を取り巻く社会的困難へのアプローチを整える必要がある。

2）高血糖性脳症

高血糖性脳症は糖尿病性ケトアシドーシス（いわゆるDKA）と非ケトアシドーシス性高浸透圧性高血糖に分類される。意識障害の病態生理はアシドーシスよりも、浸透圧の上昇による細胞内脱水により引き起こされると考えられている[3)]。糖尿病性ケトアシドーシスでは血糖300 mg/dLから、非ケトアシドーシス性高浸透圧性高血糖では600 mg/dLから意識障害に至る。

糖尿病性ケトアシドーシスは重度の非代償期にある糖尿病で、インスリンの低下と同時にカテコラミンやコルチゾール、グルカゴン、成長ホルモンなどの増加により糖新生が過剰に起き、高血糖とケトーシスになる。糖尿病性ケトアシドーシスの死亡率は小児の1型糖尿病では高いが高齢者では1％以下と低い。

非ケトアシドーシス性高浸透圧性高血糖の病態に最も寄与するのは脱水症である。血液検査ではBUN、Creの上昇、高ナトリウム血症、高インスリン血症がみられる。非ケトアシドーシス性高浸透圧性高血糖は成人でも死亡率が5～20％と高い[4)]。

糖尿病における高血糖性脳症の誘因

- 脱水
- 感染症
- 心筋梗塞、熱傷、炎症性疾患の発症
- 薬剤性（ステロイド、βブロッカー、サイアザイド系利尿薬など）

高血糖性脳症の症状はせん妄・錯乱などの意識状態変容、傾眠や昏睡などのほか、片麻痺や失語症など脳局在症状を呈する場合もある。有名な症状としては不随意運動、片側舞踏病症候群がある。典型的には脳MRIのT1強調画像で基底核に境界明瞭な高信号を呈する。

治療はまず脱水の補正を行う。心不全の合併がなければ0.9% NaClの等張液を15～20 mL/kg/時間で最初の1時間投与する。続いて血圧などの脱水状況を把握し、血中の電解質の値、排尿量をみて0.45% NaCl液を250～500 mL/時間投与する。低ナトリウム血症がある場合には0.9% NaCl液でもよい。心不全や腎不全合併例には血清浸透圧測定をしたうえでの補正を要する。

インスリン投与は0.1 U/kgのボーラスに続いて0.1 U/kg/時間で持続静脈投与を行う。インスリン投与により血糖はカリウムとともに細胞内へ動くことから、血清カリウム値もモニターする。血糖値が糖尿病性ケトアシドーシスで200 mg/dL以下、非ケトアシドーシス性高浸透圧性高血糖で300 mg/dL以下となったことを確認したら補液を5%デキストロース＋0.45% NaCl液を150～250 mL/時間投与へ切り替え、2～4時間おきに電解質やBUN、Cre、血糖、静脈血pHを確認する[3)]。

3) 低ナトリウム血症

低ナトリウム血症の定義は135 mEq/Lであるが、意識障害や痙攣などの神経症状は125 mEq/L以下から起こり始める。神経症状がない場合（多くは慢性的に低ナトリウム血症が起きた場合）、経静脈的ナトリウム補充の対象ではない。低ナトリウム血症で意識障害が起きる病態生理は主に脳浮腫であると考えられ、頭蓋内にスペースのない若年者ほど、頭痛や嘔気嘔吐など頭蓋内圧亢進症状を伴いながら意識障害に移行する。

低ナトリウム血症の原因はサイアザイド系利尿薬使用、術後の低張液補液、SIADH下での補液など医原性が多い[3)]。SIADHは肺炎、肺癌などの腫瘍のほか、痛みや嘔吐でも惹起され得る。また、くも膜下出血後はADHの高値を伴わないがSIADH類似の「塩分喪失症候群」が起きたり、パーキンソン症候群でも同じくADHの不適切な分泌はないにもかかわらず低ナトリウム血症になりやすかったり、低ナトリウム血症を合併しやすい脳炎（LGI-1脳炎）があるなど、疾患ごとに特殊な原因がある場合もある。

最も気を付けるべきは低ナトリウム血症に対して急激な補正をしないことである。急激な補正によって起きる橋中心髄鞘崩壊症を防ぐ必要がある。橋中心髄鞘崩壊症は頭部MRIではFLAIRで橋の高信号が見られ、これは後からでも確認できる客観的証拠となる。橋の傷害であることから、症状は眼球運動障害、痙性四肢麻痺、嚥下障害、傾眠が起きる。橋の網様体賦活系障害による傾眠で、上行性に前頭葉に投射される線維も機能が低下し、脱抑制や感情の不安定など前頭葉障害による高次脳機能障害も呈する。

急性の意識障害が起き、その原因として120 mEq/Lを下回る低ナトリウム血症であり、かつ、手術後の低張液投与などで2日以内に急激に引き起こされた場合には緊急事態である。その病院に救命救急科があれば3次救急医にコールし、ICU入室を考慮する（➡専門医コールポイント）。尿カテーテルを挿入し尿測をしながら高張液（3% NaCl、0.514 mEq/mL）を1～2 mL/kg/時間で投与する。治療の指標は意識障害や痙攣など神経症状であり、血中のナトリウム正常化を目標としない。血中ナトリウムは10～15 mEq/24時間以上の変化がないように注意する。神経症状が消失すれば高張液補充は終了する。

4）そのほかの電解質異常による脳症

高ナトリウム血症の定義は145 mEq/L以上であるが、嘔気、意識障害などの中枢症状が出現するのは160 mEq/L以上である。ほかの症状として振戦、舞踏病も起こりうる。小児では嘔吐や下痢で水分補給が不十分な場合に起き、成人では喉の渇きに気付かない高齢者などで飲水量が極端に足りない場合に起きる。病態生理では脳細胞内から水分が血液内に抜けることで脳容量の急激な低下をきたし、硬膜の架橋静脈が牽引されることで硬膜下血腫をきたしうるという[3]。治療は脱水補正になるが、この時もやはり急激なナトリウム値の補正は避け、0.5 mEq/L/時間以下での補正を心がける。

低カルシウム血症、高カルシウム血症も意識障害の原因となりうる。血中カルシウム値はアルブミンの影響を受けるため、アルブミン補正をかけて算出する。

血中カルシウム値のアルブミン補正

- アルブミン4 g/dL以下の場合、4－アルブミン値を測定値に足す
- 低カルシウム血症：補正で7.5 mg/dL以下
- 高カルシウム血症：補正で12 mg/dL以上、特に16 mg/dL以上

低カルシウム血症は特発性副甲状腺機能障害や偽性副甲状腺機能低下症などのレアディジーズのほか、抗癌剤（シスプラチン）などによる薬剤性でも起こりうる。当直で診るのは薬剤性が多く、外科や産婦人科、腫瘍科の病棟から、「セレネースを落としても不穏が治らない」として内科へコールがある。低カルシウム血症の神経症状は多岐にわたり、時間とともに変容する。機能性神経障害に似ているのである。よって薬剤性低カルシウム血症の可能性を考え採血しない限り、「癌治療への不安」、「心因性」などとして片づけられてしまう恐れがある。

新生児の低カルシウム血症のような、クボステック徴候やトルソー徴候が薬剤性低カルシウム血症で観察された経験はない。テタニーと呼べる客観的指標がないにもかかわらず、患者からは「筋肉が硬直して動かない」、「喉が詰まって息ができない」という訴えがある。喉頭攣縮も起きうるということで非常に恐ろしい主訴であるのだが、不安や幻覚などの精神症状を伴うこともあり、場にそぐわない不安や不穏のようにも見えてしまう。担癌

患者ではルーチンでの血液検査でカルシウムが測定されている場合も多く、必ず確認する。低カルシウム血症での精神症状は、特発性副甲状腺機能低下症による低カルシウム血症で、当初「非定型精神病」と診断されていた例が報告されている[5]。

治療は心電図をモニターしながら10%グルコン酸カルシウム10～20 mLを10分以上かけて投与し、その後持続投与でゆっくりと時間をかけて補充を行う（➡専門医コールポイント）。血中の正常値ではなく精神神経症状の消失を治療の指標とする。

高カルシウム血症は悪性腫瘍に伴いやすく、固形癌であると最大で20%に合併する[3]。腹痛、認知機能低下、人格変化などが先行し、徐々に意識障害に至る。痙攣は起きにくいとされている。本質的にはこれまた脱水症であり、治療は等張液の投与を行う。また、通院歴がない中で高カルシウム血症と診断された場合には、全身の癌の検索を行う。

3　そのほかの代謝性脳症

1) ウェルニッケ脳症

ビタミンB1（チアミン）は細胞内の様々な反応の補酵素である。二リン酸化チアミン依存性の酵素の中でも、α-ケトグルタル酸デヒドロゲナーゼは、クエン酸回路を回すことで脳に必要なATPのほか、グルタミン酸、GABAなどの神経伝達物質の産生にも関わっている。解糖系で出たピルビン酸はピルビン酸デヒドロゲナーゼでアセチルCoAとなりクエン酸回路を回す。アセチルCoAはアセチルコリンの原料の一つである。クエン酸回路が回せないとエネルギー不足、解糖系産物のピルビン酸が乳酸へ変換されるため乳酸蓄積、そして神経伝達物質の不均衡が起きる。こうした複合的な要素がウェルニッケ脳症の病態生理と考えられている[6]。ビタミンB1不足は、脳以外でも、感覚性ニューロパチー（脚気）、高心拍出性心不全（脚気心）を引き起こす。江戸時代や、戦前の海軍の食事改善の逸話から知られているように、診断に至らなかったり治療が行われなければ致命的転帰となりうる。

診断は血中ビタミンB1濃度だが、結果判明までに1～2週間ほどかかるため、検体を採取し検査に出したら、疑った時点でビタミンB1投与を行う。頭部MRIでは特徴的所見である第3脳室周囲の対称性高信号があれば診断的意義があるが、ないことのほうが多く、画像所見がないことで除外はできない（図5-1）。

ウェルニッケ脳症の症状は三徴と呼ばれている。眼球運動障害／注視性眼振、失調、健忘／意識障害である。三徴がそろうのは20％未満で認知機

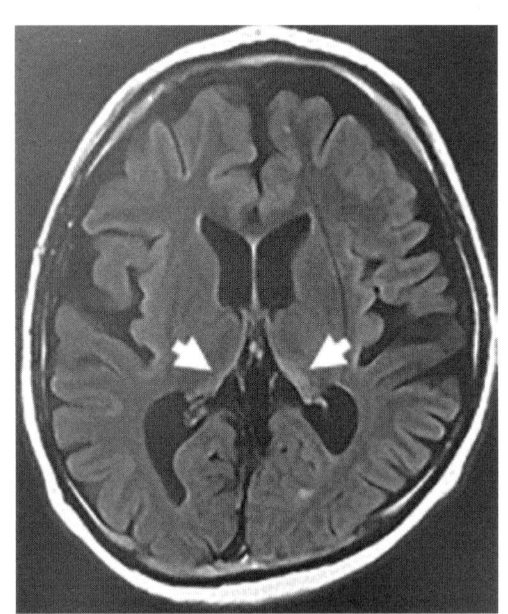

図5-1　ウェルニッケ脳症のMRIの微妙な信号変化
当初、画像異常はありませんとカンファで提示された一例。カンファレンス室の大画面で見ると、FLAIRで脳の中心部が高信号であることがはっきりと示された。

能の低下だけであったり、せん妄、注意障害、見当識障害だけであったりする。低体温や嚥下障害を合併することもある。治療後比較的速やかに改善するのは眼球運動障害のみで、ウェルニッケ脳症の8割が認知機能に後遺症を残すとされている。

後遺症はコルサコフ症候群と呼ばれ、見当識障害や認知機能低下のほか、感覚性失語症、作話症など比較的特異な症状を呈する。感覚性失語症はジャーゴンのことで、言葉の中に聞き取れない、意味の通じない単語や文法が入り、非常に多弁となる。作話は、診察時の問診で過去の職業を適当にその場で「教師」、「警察官」と答える程度のものから、「非常に高貴な生まれで他国から衛星を使って監視されていて、それもそもそも前世では某大帝国を統べる王だったから」などのような壮大な物語のこともある。しかし前向性健忘があり、翌日には長く話したことさえ忘れてしまい、壮大な物語の理路整然とした続きが聞けることはない。

飢餓の蔓延する状態ではない国・地域において、ウェルニッケ脳症の発症は多くがアルコール依存を背景に、飲酒と欠食によるビタミンB1欠乏による。そのほか、偏食（特に精神障害・精神発達遅滞）、摂食障害、重症妊娠悪阻、胃癌、腎不全維持透析などでも起こりうる。忘れてはならない原因は医原性である。医原性ではほかの栄養障害やアルコールの影響がないため、作話症などより、より鮮明な前向性健忘が際立つかもしれない。現代の日本では手術後や交通事故後治療などで長期にわたる高カロリー輸液の際に、ビタミンB1投与を行わないということはないとは思うがかつてはあった。保険診療でビタミンB1補充が認められていなかった時代の医療事故としてのウェルニッケ脳症をテーマにした是枝裕和監督のドキュメンタリーがある[7)]。25年ほど前、それをたまたま目にしたことで、私は神経内科医になろうと決めたのだった。医療を施すことに善意があってもそれだけではまだ足りない。前景に立つ症状の改善のみならず、患者の現在や近い未来に薬剤性、医原性疾患という落とし穴がないかどうかは常に気を付ける必要がある。

ウェルニッケ脳症の治療はビタミンB1投与である。ビタミンB1に吸収を助けるアリシンを添加した薬剤を経静脈的および長期には経口的に補充する。どれくらいの量をどれくらいの期間行うかという記載は成書によって異なる。海外の成書では初回の200～500 mg投与でウェルニッケ脳症が改善しコルサコフ症候群への移行は予防できるとされている[8)]。日本の成書では500～1,000 mg/日の経静脈的投与を1～2週間ほど継続し、以後意識障害の改善で内服が可能であれば内服とするとされている[9)]。

2）肝性脳症

急性肝不全は8週以内の急性発症の肝性脳症、血液凝固異常、脳浮腫が起きる致命的疾患である。ウイルス性、薬剤性、虚血、腫瘍などの肝障害で起こる。慢性肝不全は肝硬変、アルコール性肝障害、腫瘍、静脈シャントなどで起きる。

稀で特殊な肝性脳症に、ウィルソン病やシトルリン血症など遺伝子性疾患によるものがある。ウィルソン病の診断は遅くても10代後半までには行われるため、通常、内科では小児科で既に診断されているウィルソン病患者をみる。肝逸脱酵素の変動が著しく全容がつかみづらい肝性脳症を呈し、内科で診断に苦慮する遺伝子性疾患はシトルリン血症である。アルコールを飲まないのに膵炎の既往がある、痩せている、豆や牛乳を好み、米やアルコールを毛嫌いしているという特徴にピンとくるように備えておきたい。血液検査で高アンモニア血症がとらえられれば診断の一助となる。

肝性脳症はI度からIV度まで分類されている[3)]。I度では覚醒しているが不安や抑うつ、注意障害がある。両腕を前に出して手関節を背屈した姿勢の維持をお願いすると手関節の背屈が維持できずにまっすぐになり、また気付いて背屈するため、手をパタパタする所見が見られる。羽ばたき振戦やアステリキシスと呼ばれている。一見普通に見えるが、トレイルメイキングテストやディジットシンボルテスト、ストループテストなど前頭葉機能を評価する神経心理学的検査を行うと注意障害や視運動性技能の低下が見られる。

日本肝臓学会のホームページによると、肝性脳症でのストループテストなどの精神神経機能検査が、大塚製薬株式会社からの寄贈ソフトにより無償でダウンロードでき、臨床上、誰でも活用できる[10)]。I度肝性脳症があるのかどうかの診療に活用したい。傾眠やせん妄、強制把握などの前頭葉徴候が見られるとII度、刺激にかろうじて開眼するなどの意識障害になるとIII度である。IV度は刺激でも起きず、除皮質・除脳肢位や病的反射を示す状態である。

高アンモニア血症は診断に寄与するが、重症度には関連しない。病態生理としてはアンモニアに加えて類似物質によってGABA作動性が高まることに加えて、脳細胞の浮腫、さらに糖代謝の低下によって意識障害をきたすと考えられている。アンモニアの単独作用ではないのだ。便秘や脱水、感染症の合併、睡眠薬やベンゾジアゼピン、鎮静作用のある薬剤使用は症状を増悪させる。

治療は消化器内科にお願いする。急性肝不全などは肝移植の適応となる。一方で、原発性肝癌や転移性肝腫瘍、アルコール性肝硬変で「人生の最終段階における医療（エンド・オブ・ライフ・ケア）」を行っている際に肝不全による意識障害をきたすことも多い。人生の最終段階における医療はかつて「終末期医療」と呼ばれたものである。多臓器不全の一つとしての肝障害での意識障害は死への、直線ではない紆余曲折の中の当然の経過の一つである。維持透析の導入を希望しない進行期の腎不全による腎性脳症なども同じである。そのような代謝性意識障害にあって「脳梗塞か、てんかんか、脳転移か」と脳神経内科に依頼となることも実は案外多い。担当医以外の当直の際などに起こりがちである。全科当直時代には、さらにこうしたコールが増えるだろう。しかし最終段階の医療やベストサポーティブケアの段階においては、こうした想定内の意識障害は静かに見守るというのが穏やかで適切な対応ではないだろうか。

参考文献

1) Hall JE. 石川義弘，他監訳．ガイトン生理学原著 第13版．エルゼビエジャパン，2018.
2) Voet D, at al. 田宮信雄，他訳．ヴォート基礎生化学 第5版．東京化学同人，2017.
3) Angel MJ, et al. Metabolic encephalopathies. Handb Clin Neurol. 2008; 90: 115-166.
4) Kitabchi AE, et al. Hyperglycemic crises in adult patients with diabetes. Diabetes Care. 2009; 32: 1335-1343.
5) 林拓二 類循環精神病の病像を呈した特発性副甲状腺機能低下症の一例．臨床精神医学 1980; 9: 107-115.
6) Young GB. Nutritional disorders. Handb Clin Neurol. 2008; 90: 167-174.
7) 是枝裕和．記憶が失われた時―ある家族の2年半の記録―. NHK エンタープライズ21, 1996.
8) Ropper AH, et al. Adams and Victor's Principles of Neurology 9th ed. McGraw-Hill, 2009.
9) 水野美邦，編．神経内科ハンドブック 第4版．医学書院，2010（2022年時点で第5版が刊行されている）.
10) 日本肝臓学会．コンピュータによる機能検査（大塚製薬提供）
https://www.jsh.or.jp/medical/guidelines/medicalinfo/otsuka.html

2択で迫るケースコラム 2

けいれん重積で搬送入院しジアゼパム投与で意識が戻った患者。家族の話では数か月前の失業後は朝から食事も摂らず飲酒していたという。入院翌日、「蛇や虫がいる」と言ってシーツをしきりにつまんでいる。その理由を尋ねると「虫なんか無視だよ、無私の心で、特殊警察として任務をまっとうすべきなんだよ」などと言って会話が噛み合わない。

アルコール離脱症候群による小動物幻視

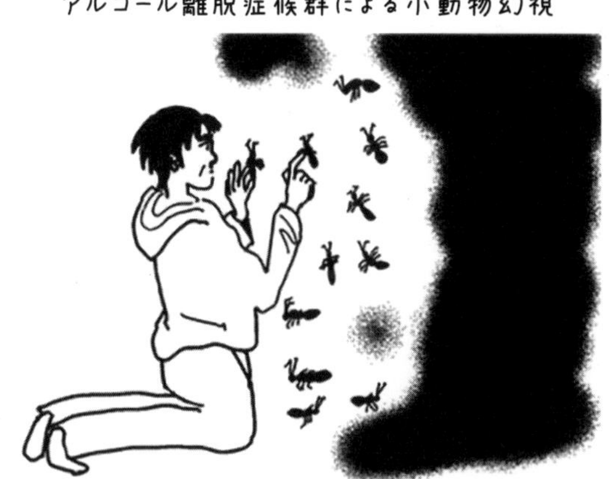

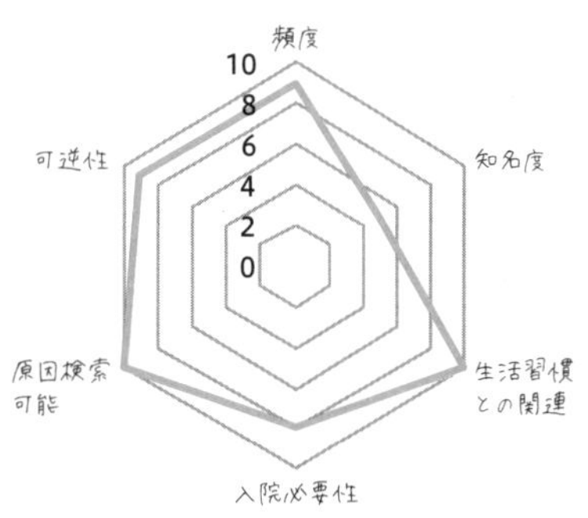

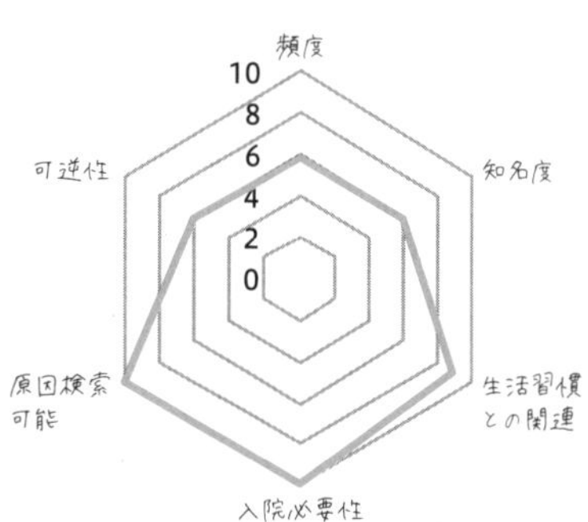

アルコール離脱症候群 vs ウェルニッケ脳症

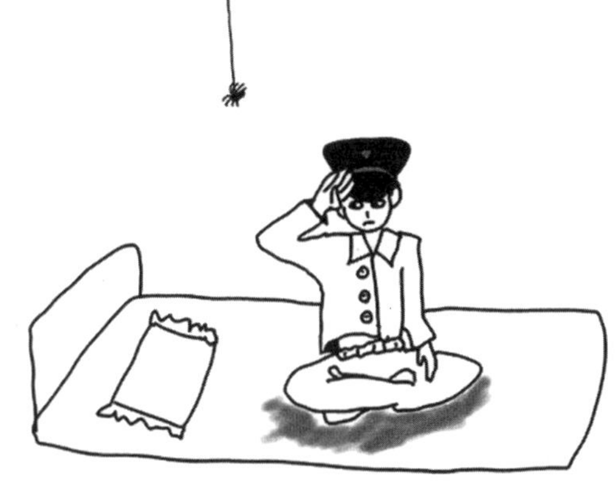

	アルコール離脱症候群	ウェルニッケ脳症
背景	常習飲酒歴	常習飲酒歴、偏食
主症状	振戦せん妄	意識障害
随伴症状	自律神経障害	眼球運動障害、アシドーシス
合併率の高い疾患	ウェルニッケ脳症、 アルコール性ケトアシドーシス	アルコール関連神経障害、 アルコール離脱症候群
治療	ベンゾジアゼピン系薬剤投与	チアミン（ビタミンB1）投与

第6章 薬剤性意識障害

急性薬物中毒は乱用薬物、自傷を目的とした過量服薬、誤飲などで起こり、痛み刺激に反応しないほどの深昏睡での搬送が多い[1)]。どの薬剤であればこれ、といった特異的症状は乏しい。自傷を目的とした過量服薬の場合、空PTPシートや空箱を本人が持っている場合もあるが、主に同伴者、目撃者からの情報が重要となる。呼吸抑制によって死因となる場合がある。刻々と変化する呼吸障害、心電図変化、電解質異常、体温異常、腎障害、肝障害の合併の有無を即座に判断し対症療法を行う。

急性薬物中毒で最も頻度が高いのは急性アルコール中毒である。急性アルコール中毒はアルコール臭が診断のヒントになる。しかし路上に倒れているところを発見されての搬送受診など経過不明瞭な点があれば、併用薬剤がある可能性についても考える。

厚生労働省の「健康日本21」では病院入院者のうち男性の21.4%に問題飲酒を認めたとする調査を挙げ、アルコール関連問題の重要性を提起している[2)]。1980年代と古いデータだが、アルコールに起因する疾病の医療費は年間1兆円を超えると試算されている[2)]。アルコール過量摂取である急性中毒のほか、アルコールは離脱症候群もまた、意識障害での救急搬送に占める割合は大きいコモンディジーズである。重篤な場合、けいれん重積、自律神経障害などで生命の危険がありうる。アルコール離脱症候群による「振戦せん妄」では激しい不随意運動と幻覚、自律神経障害が起き、症状が似ている抗NMDA受容体脳炎を疑うなど診断が遠回りになる場合がある。常習飲酒者がアルコールを急激に中止したという病歴聴取が診断に重要である。極期には治療にベンゾジアゼピン系薬剤を用いる。

薬剤性意識障害のもう一つの中心は、高齢者での市販薬および処方薬の常用量内服による意識状態の変容である。救急外来への搬送受診よりも、一般外来に「急に認知症になった」などの主訴でしばしば受診する。市販薬には急性薬物中毒の原因とオーバーラップする薬剤が少量ずつ多種類混合調剤されている。また、処方薬の胃薬や排尿障害治療薬、抗アレルギー薬の抗コリン作用による意識状態の変容やベンゾジアゼピン系薬剤による覚醒レベルの低下もコモンである。こうした常用量内服による薬剤性障害は、医学部教育ではおまけのように扱われているが、実臨床では病院受診理由の中心の一つであると言える。誰かの処方によって日々誰かが受診している。処方する本人である我々医師は、いずれの場合も他人事だと思わずに、まず自ら処方を見直すべきである。内服開始後「急に」であれば比較的原因薬剤に行き当たりやすいが、長期内服の末に「ある日」や「徐々に」の場合にはその因果関係に処方医も患者自身も気付きにくい。抗ヒスタミン薬、抗コリン作用のある薬剤、ベンゾジアゼピン系薬剤、これらの長期処方はもともと推奨されていないが、患者の希望に従ってなど、理由があって長期処方されている実情がある。担当患者に変化がある時にはまず自らの処方を見直す習慣を持ちたい。

1　乱用薬物・過量服薬・誤飲による急性薬物中毒

意識障害で搬送受診しバイタルが安定し低血糖がなく頭蓋内占拠性病変がなく神経局在所見がない場合には、薬剤性意識障害を疑い、尿検査で乱用・過量服薬されやすい薬剤をセットにした検査キット（トライエージ DOAなど）をスクリーニングに用いる。例えばトライエージ DOAでは検出できる薬剤が8種類ある。また、それぞれの項目に交差反応する場合がある薬剤がある（表6-1）[3-5]。偽陽性にも注意を払いながら、また常に偽陰性にも注

表6-1　トライエージDOAの目的薬剤と偽陽性薬剤

略語	検出目的薬剤	偽陽性薬剤
PCP	フェンシクリジン	ジフェンヒドラミン（抗ヒスタミン薬）、シメチジン（抗ヒスタミン薬）、トラマドール（オピオイド）、デキストロメトルファン（鎮咳薬）
BZO	ベンゾジアゼピン	オキサプロジン（解熱鎮痛薬）
COC	コカイン系麻薬	—
AMP	覚醒剤	MDMA、エフェドリン、麻黄、チラミン、シネフリン（漢方の橙皮）
THC	大麻	キナクリン（マラリア薬）、シネフリン
OPI	モルヒネ系麻薬	コデイン、ジヒドロコデイン、ヘロイン
BAR	バルビツール酸系	エトサクシミド（抗てんかん薬）、ブロムワレリル尿素（鎮静薬）
TCA	三環系抗うつ薬	シクロベンザプリン（筋弛緩薬）、クロルプロマジン（フェノチアジン系抗精神病薬）

（奈女良昭，他．乱用薬物検査キット トライエージDOAの特異性．Sysmex J Web. 2006; 7: 1-6および千代孝夫，他．救急外来における薬物中毒患者へのトライエージDOA検査の有用性の検討．中毒研究．2014; 27: 203-204およびOntiveros S, et al. Fatal cold medication poisoning in an adolescent. Am J Emerg Med. 2022; 52: 269. E1-269.e2を参考に作成）

意を払う。BZO/ベンゾジアゼピンの中でもエチゾラムは化学構造上、検出感度が低い、ベンゾジアゼピンと構造が類似しているゾルピデムは検出できないなど注意喚起がされている[3]。定性的検出であるため、中毒域かどうかの判定にも使わない。スクリーニングでの検出の確認やPTPシートの空き殻から大量服薬の証拠があるが検出されないなど臨床所見との乖離がある場合、ガスクロマトグラフィー質量分析が必要である。

例えばPCP/フェンシクリジンは、NMDA受容体拮抗薬で解離性麻酔薬、麻薬、向精神薬取締法の麻薬に指定されている幻覚剤である。所持で違法となるが、海外であってもクラブドラッグとしてポピュラーなものはAMP/

覚醒剤と交差反応するMDMAやカンナビノイドのほうで、PCPは挙げられていない[1)]。日常診療の場で、検査キットのPCPで陽性になるものはほとんどが抗ヒスタミン薬やトラマドールなどであるということになる。これらも過量服薬や薬剤性意識障害の原因となる薬剤であるが、迅速キッド自体は、偽陽性薬の検出を目的として製造販売されているわけではないため、これらの薬剤の検出を目的とした使用は推奨されていない。

2 アルコール関連意識障害

1) アルコール摂取のリスクと急性アルコール中毒

アルコールによる急性アルコール中毒とアルコール離脱症候群による搬送受診は薬剤性意識障害の中でも圧倒的に多い。泥酔での搬送受診では適切な問診の聴取はおろか、時には医療者が暴言や暴力の標的となりうるため注意を要する。付き添いがいればその者から問診を行う。

急性のアルコールの作用は、ALDH2などのアルデヒド分解酵素がアルコール代謝に適していると、用量依存性に変化する。厚生労働省の「健康日本21」では、慢性的な摂取で肝疾患・癌・生活習慣病リスクを高める飲酒量を60 g/日以上とし、連日これ以上のアルコールを摂取する人を多量飲酒者と定義している[2)]。急性アルコール摂取では酩酊状態はこの60 g摂取から出現し、200 gを超えると昏睡となりうる。昏睡では呼吸抑制によって死に至る危険性がある。

ビール会社のホームページには最近、アルコール飲料を安全に適正に楽しみ、健康への害を回避することを目的として、「健康日本21」をもとにした適正飲酒量を提示しているコーナーがある。特に便利なのは、どのお酒をどれくらい飲むとほろ酔い、泥酔、昏睡なのかという指標がクリックをたくさん行わなくてもすぐ出てくるようなページである[6, 7)]。患者と一緒に確認する時など、こうしたページは便利だ。

脳神経内科外来では、脳卒中後の患者に「ちょっとくらいの酒はいいって言うよね？」と聞かれることが多い。この「いい」というのが曲者で、「ちょっとくらいの酒は問題ない」と医師が解釈できる問いかけだが、実は「飲んだほうがよい」と解釈している患者が多い。欧米での心筋梗塞の発症率や「地中海食」の解釈をめぐってなど、健康全体には諸説乱立しているのが実情だが、脳卒中予防に飲酒はゼロならばそれに越したことはない[8)]。リスクを知ったうえで飲酒するなら少量にとどめることが医学的には推奨されることを説明する。また、その「ちょっとくらいは問題ない」という量は「いわゆるアルコール依存症ではない量」だと解釈されていたりするため、脳卒中や生活習慣病を未然に防ぐために適正な飲酒量とは一体どれくらいなのか、患者と一緒に確認する。「健康日本21」を参照して以下にまとめた。

「健康日本21」

- 節度ある適正な純アルコール量は20 g未満 / 日である。
  純アルコール量約20 gとは：ビール500 mL缶1本、日本酒1合（180 mL）、ウイスキー1杯(60 mL)、焼酎100 mL、ワイン200 mL、7%缶チューハイ350 mL、9% ストロングチューハイ230 mL。
  ちなみに0.5%ビールテイスト飲料なら4 L、ブランデー入りチョコレートなら110粒(3,000 kcalとなる。駒ヶ嶺調べ)。
  女性の節度ある適度な飲酒量は上記の半分である。
- 節度ある量の10倍（純アルコール量200 g）が急性アルコール中毒による昏睡〜致死量となる。

純アルコール20 g未満は爽快感や愉快を感じるという量である。体格などからの代謝量で女性はその半分10　g程度まで。女性ではお猪口2杯の日本酒もしくは350 mLの缶ビールを毎日プシュッとしていればもう「節度ある適度な飲酒量」を逸脱しており生活習慣病・癌・肝疾患などのリスクとなる。帰宅後のお猪口2杯の日本酒なんて量は、調理で余った分をキッチンドランクしてもケロッと過ごせるような微量である。缶チューハイはジュースのようですするする飲めるし、量販店だとジュースより単価が安いことさえあるが、ストロング系チューハイだと350 mL缶1本で男性でも適正量逸脱である。正直、医師としても節度ある飲酒量がこれほど少ないとは認識していない人も多いのではないだろうか。

酩酊が始まるのは男性でビール中瓶3本（1,500 mL）、日本酒3合、ウイスキー3杯目からである。酩酊くらいでは病院受診はなく、泥酔から救急外来への受診が始まる。救急外来で大声でわめいたりする酔っ払いの飲酒量は男性でビール中瓶7～10本（3,500 mL）ということになる。なお、ストロングチューハイだと500 mL缶わずか3本から泥酔量である。それ以上は昏睡であり生命の危険がある。

泥酔から昏睡飲酒量

・ビール中瓶7～10本、ウイスキーボトル1本、日本酒1升以上
・ストロングチューハイ500 mL 缶4～5本以上

このような飲酒量が意識障害の患者周囲から聴取・推定される場合、急性アルコール中毒による生命危機の可能性を考慮し、バイタルをモニターし呼吸抑制の有無に気を配りながら治療にあたる。脱水性ショックやアルコール性低血糖に対して補液を行う。呼吸抑制が見られたら呼吸の補助を行う。

急性アルコール中毒にもアルコール離脱症候群同様、背景にアルコール使用障害（アルコール依存症）、アルコール性神経障害が併存している可能性があり、ウェルニッケ脳症が合併している可能性も考えてブドウ糖投与前はビタミンB1投与を行う。

2）アルコール離脱症候群

アルコール離脱症候群は2週間以上のスパンで多量飲酒を継続した後、急激に飲酒をやめるもしくは減らす、あるいは体調不良でアルコール摂取ができなかったり入手できなかったりしてその飲酒習慣が中断されると起きる。最終多量飲酒から6時間後から起き始める。そのため、本人に中断の認識がなくても、例えば、未明までの多量飲酒の間欠期である夕方にも起きる。いわゆるアルコール依存症、すなわちコントロールがきかずに多量で長時間にわたるアルコール摂取を行い、中断で強い渇望感があり、アルコール中心の生活によって社会生活が破綻している「アルコール使用障害」の患者が、摂取を中断すると半数の割合で起きる[9)]。症状は初期には軽度であるが、時間の経過とともに進行し、断酒後2日目に最も重度となる。その後は時間の経過とともに改善し、断酒後5日目までには通常著明に改善するが、半年にわたって不安、不眠、自律神経症状が継続する場合もある[10)]。

DSM-5で「アルコール離脱」の診断基準として挙げられている症状は「発汗や頻脈などの自律神経か活動、振戦の増加、不眠、嘔気または嘔吐、一過性の視・聴・触覚性幻覚、精神運動興奮、不安、全般性強直間代発作」である[10)]。精神運動興奮とは抗NMDA受容体脳炎でよく見られるような激しい興奮を伴う頭部や体幹の反復常同運動などを指す。アルコール離脱の病態生理は今でも全容は解明されていないが少なくともNMDA受容体機能低下が関与することがわかっている[11)]。標的分子が判明している抗NMDA受容体脳炎とアルコール離脱症候群が類似の症候をきたす所以と私は考えている[12)]。

最重症は「振戦せん妄（delirium tremens）」と呼ぶこともある。幻覚、不随意運動、血圧や脈拍などの著しい変動を示す自律神経障害を伴う意識障害・痙攣で、呼吸抑制をきたし、死亡率は治療をもってしても最大で10%、生命の危険がある状態と認識すべきである[9)]。家族の付き添いがある場合、最初にこのことを説明する。

アルコール離脱症候群重症度

軽症：不安・発汗・不眠・食思不振
中等症：より強い不安・発汗・不眠、軽度振戦
重症：粗大な振戦、自律神経機能の変動、嘔気嘔吐
最重症：上記に加えて幻覚、せん妄、けいれん重積（致死率5～10%）

アルコール離脱症候群を総合内科ではスコアで評価することも多い。よく用いられているものはClinical Institute Withdrawal Assessment for Alcohol Scale Revised（CIWA-Ar）である。

CIWA評価項目

・嘔気・興奮・振戦・発汗
・視/聴/触覚異常・不安
・頭痛・見当識障害
この10項目について見当識障害は4段階、ほかは7段階で評価する
最良は0点、10点以下は軽症、10～18点は中等症、19点以上は重症

CIWAでは嘔気、幻聴、幻視、幻触、不安、頭痛、見当識に関して、問診および観察で評価する。興奮、振戦、発汗に関しては観察で評価する。問診では、「吐き気はありますか」、「不安はありますか」、「頭痛はありますか」などのほか、視覚に関しては「通常よりまぶしいと感じますか」から「そこにないはずのものが見えますか」まで、つまり視覚の過敏性から幻視までを問診する。視覚過敏1～3点、ちょっとした幻視がある場合は4点、重症度に従いスコアが増え、持続性の幻覚はそれだけで7点となる。聴覚も聴覚過敏までが1～3点、幻聴からは4～7点、触覚もまたかゆみや痛みなど触覚

過敏までは1～3点、皮膚の下に虫が這うなどの幻触からは4～7点とする。

アルコール離脱による痙攣および振戦せん妄に対する治療の第一選択はベンゾジアゼピン投与である[9, 13]。特に長時間作動型が推奨される[9]。けいれん重積一般で用いるフェノバルビタールをアルコール離脱による痙攣での搬送受診時に痙攣再発予防として用いてもよいが、フェニトインは使わない[13]。薬剤性の呼吸抑制にも注意し、モニターを装着し必要であれば気管挿管・人工呼吸器管理下でけいれん重積の治療を行う。重度の肝障害がありベンゾジアゼピンが使えない時や中等症までを外来で治療する時にカルバマゼピンやガバペンチンを使うことやベンゾジアゼピンと併用でそれらやバルプロ酸を使うこともある[9]。なお、自律神経障害や重積に対する人工呼吸器管理やベンゾジアゼピン投与は、最終飲酒から5日目までが一つの目安である。その後、漸減終了を計画する[9]。

アルコール離脱からの回復後は、背景に存在するアルコール使用障害に対して、アルコール依存症外来を設けている精神科への受診へつなげる。

3　市販薬/常用量の処方薬による意識障害

1）市販薬による意識状態の変容

総合感冒薬を頻回に内服している患者にたまに出会う。市販薬にはどんな成分が含まれているのであろうか。市販薬を常用していたある患者が身を以て教えてくれたことがある。脳梗塞で入院治療後、「検査でパーキンソン病は否定したが終日身動きもせず過ごす」という症状、高血圧と認知症の治療をあとはよろしくとの紹介状を持って受診した。血液検査では低カリウム血症があった。通院開始から数年経過したところで、実は30年間毎日6包3回市販の総合感冒薬を内服していることが判明した。箱を持ってきてもらうと、誰もが商品名を知るごく一般的な総合感冒薬で、成分を見ると甘草、コデイン、エフェドリン、カフェイン、抗ヒスタミン薬が配合されていた。低カリウム血症と高血圧、心不全は甘草、エフェドリン、カフェインによる薬剤起因性で、認知機能低下や1日中ぼんやり過ごすのは抗ヒスタミン薬とコデインによる鎮静作用で、それらの診断に至るきっかけとなった脳梗塞も、市販薬乱用が遠因ではないか、と愕然とした。市販薬の内服をやめれば処方薬の内服は必要なくなるかもしれないことを説明した。中止に向けて漸減してもらいカリウムの値は改善したが、自然と来院しなくなったので長期転帰は不明である。

コデインやカフェインに依存性があり、乱用に至ることがある。エフェドリンは用量で作用が異なり、高用量では高揚感など中枢神経への作用を持つが、感冒薬常用量に含まれる量であれば気管支拡張作用などにとどまる。その患者が飲んでいた市販薬を徒然なるままにネット検索してみると、最安値では22包1,240円、1日6包30年飲むには約360万円が費やされる。アルコール依存症と比べると格段にお安く済んでしまうのが怖いところである。実際に常用していたその患者は、「人生は長くてやるべきことは何もないから」と話していたが、コデインとカフェインへの依存によっておまけに長期内服で高血圧をきたす甘草も内服しなければならないのは割に合っているのかどうか……。コデインは依存で度々問題となるため、小児用咳止め薬にはデキストロメトルファンなどが配合されている。しかしこれもまた非選択的セロトニン再取り込み阻害作用、NMDA受容体阻害作用を持ち死亡例の報告もある[5)]。オーダーメイド医療の逆で、市販薬はいろいろな人に合うように様々な作用を持つものが効く、これさえあれば安心という実感につながるのだろうか。

総合感冒薬は同じ商品名のシリーズでも、微妙に含有成分は異なる。某シリーズの例えば「ニュー（仮）」では、アセトアミノフェン、ジヒドロコデインリン酸塩、dl-メチルエフェドリン塩酸塩、甘草エキスが、「スペリオール（仮）」ではd-クロルフェニラミンマレイン酸塩、無水カフェインが、「C」

ではそれらにビタミンC配合、「顆粒プラス（仮）」ではそれらに葛根湯などの生薬が含まれていたりする。葛根湯にはエフェドリンを主成分とする麻黄が含まれている。抗ヒスタミン薬にはd-クロルフェニラミンマレイン酸塩のほかにジフェンヒドラミンが含まれる場合もある。これらは小児用シロップ風邪薬にも含まれる。比較的安全だと認識されているものの、ジフェンヒドラミンは高用量では市販の睡眠導入剤の主成分である。いずれの薬剤においても過量摂取や誤飲には注意を要する。

市販の鎮静催眠剤の中には、ブロムワレリル尿素を含むものなど過量摂取でより危険性の高いものも含まれる。ブロムワレリル尿素はその危険性から現在海外では使われておらず、日本でも総合感冒薬への配合は禁止されているが解熱鎮痛薬には使用されている。同じモノウレイド系鎮静催眠薬であるアリルイソプロピルアセチル尿素は多くの「頭痛・生理痛」薬に含まれている。作用および離脱作用によって痙攣を誘発する可能性がある[14)]。てんかん患者にはすべての市販の風邪薬・解熱鎮痛薬は避けるよう説明している。また、高齢者では、市販薬内服後に「風邪を引いてから急に認知症になった」といって家族が連れてくることも多い。風邪や発熱自体でも認知機能は低下するが、鎮静薬を含有する解熱鎮痛薬や総合感冒薬などの市販薬や病院処方薬の内服歴について聴取する。患者から相談された場合にはほとんど同じ商品名でも含有成分がそれぞれ異なるため、箱ごと持参してもらうようにする。

市販薬に含まれ傾眠や意識の変容の原因となりうる成分

・d-クロルフェニラミンマレイン酸塩
・ジフェンヒドラミン
・ブロムワレリル尿素
・アリルイソプロピルアセチル尿素
・ジヒドロコデインリン酸塩
・デキストロメトルファン

2）常用量の処方薬による意識状態の変容

トラマドールやコデインなどのオピオイドや、ベンゾジアゼピン系などの抗不安薬、睡眠薬、すべての抗てんかん薬などが傾眠の原因となることは誰もが知っている副作用であり、外来で説明しながら気を付けて処方しているだろう。

一方で注意を要するのが、市販薬と同様、抗ヒスタミン薬や総合感冒薬（PL顆粒など）や解熱鎮痛配合薬（SG顆粒など）である。これらによる抗コリン傾眠や認知機能低下、せん妄などを呈することがある。急性から亜急性の意識状態の変容での受診もみられることだ。医師の処方する総合感冒薬にはアセトアミノフェンやサリチル酸、無水カフェインのほか、プロメタジメチレンジサリチル酸塩（フェノチアジン誘導体の抗ヒスタミンH1受容体阻害薬）が含まれ鎮静がかかる。解熱鎮痛配合薬にはアセトアミノフェンやサリチル酸、無水カフェインのほか、市販薬と同じくアリルイソプロピルアセチル尿素が含まれ、鎮静がかかる。それぞれの鎮静薬やカフェインには依存性があり、常用している患者に会うことがある。「いろいろな症状に含有薬剤のどれかが効く」というような配合薬よりも、医学的に使用目的を絞った処方が望ましいことが広く知られるようになり、処方自体が以前より減っている。

抗ヒスタミン薬は鎮静目的や抗アレルギー薬だけでなく、胃薬でも高齢者ではごく弱い中枢作用によって鎮静されている場合がある。抗ヒスタミン薬では脳幹網様体系のヒスタミンを阻害することと抗コリン（アセチルコリン）作用によって鎮静作用が発揮される。抗コリン薬そのものも抗ヒスタミン薬と同じく脳幹網様体系のヒスタミンとアセチルコリンを阻害する。抗コリン薬は脳神経内科ではパーキンソン病の振戦治療に用いるが、ほかに過活動性膀胱や胃痛の治療などにも抗コリン薬を用いる。三環系抗うつ薬によって過鎮静がかかる場合も抗コリン作用による。認知症でコリンエステラーゼを阻害しコリン作動性を上げて覚醒度を上げようという原理の逆である。

3）処方薬によるアカシジア

アカシジアは静座不能症ともいい、じっとしていられず落ち着かない、イライラする、などの症状をいう。コミュニケーションは取れるが、患者の内面は非常に不快感が充満し興奮している。傾眠やせん妄よりずっと少ないが、抗癌剤の副作用である嘔気に対して投与されるドパミンアンタゴニスト・セロトニン作動性の制吐薬の経静脈的投与で、ごく一部の人に現れる。外科や腫瘍科の病棟から、「薬が効かないせん妄」として内科や精神科に依頼がくる。せん妄と違うのは、見当識は保たれ、会話は成立し、不可解な行動や思考はない、後でその間のことを想起できる、などである。同じ薬剤で眼球が上転してしまう「oculogyric crisis」も起きるが、症状が派手なせいですぐに診断がつくためか、あまり依頼はこない。一方で、アカシジアは症状を短時間なら随意で抑制できるなどあり、アカシジアだと思いつきづらいため依頼がある。落ち着きのなさは、狭い入院個室の中をまるで動物園の猛獣のごとく、ぐるぐると歩き回り続けたり、立ったり座ったりを繰り返していたり、腕をさすり続けるなど自然な印象の常同反復運動を繰り返すなどとして現れる。精神的には非常に切迫していて「困った、困った、困った」など繰り返しつぶやいていたり、怒りになる手前の焦燥感などを呈する。治療は原因であるドパミンアンタゴニストやセロトニン作動薬を中止することである。

救急外来では、胃腸炎の患者に制吐薬としてドパミンアンタゴニストを投与して、急激に現れることもある。研修医の時に上級医から、上級医自身に二日酔いがあるので補液するよう依頼されたことがある。補液してみると、続いて嘔気に対してメトクロプラミド１Ａを静脈注射するよう指示された。投与したところ、15分ほどで「何かもう、何かもう」と言いながら立ったり座ったりを繰り返し始めた。びっくりしていると、自ら「アカシジアだ！　ビペリデンを１Ａ投与するんだ！」と指示された。１Ａ投与するとすぐに落ち着き、「これがアカシジアなんだよ」と教えてくれたことがある。自ら診断するとは……。忘れがたいほどかっこいい。そういうわけでアカシジアの間、認知機能もコミュニケーション能力も決断能力も低下しない。が、要するに制吐薬の使用はワンショットで静脈注射よりも、500 mLの細胞外液などの点滴に混注してゆっくり投与するほうが安全だろう。

経静脈投与で多いが、内服でも起きることがある。三環系抗うつ薬やSSRIなど、セロトニン作動薬やドパミンアンタゴニストの内服者の15～35%、つまり最大で3人に1人起きるという頻度も報告されている[15)]。通常、精神科ではうつ病や統合失調症の治療に際して、手の振戦が現れたりした時点でアカシジアの発生に注意し、あらかじめビペリデンなどの抗コリン薬を併用していることも多く、通常、内科に受診することはあまりない。精神科のほかに内科や整形外科などに通院中の場合、下肢静止不能症候群（むずむず脚症候群）が疑われて総合内科や脳神経内科に紹介受診する。内服でのアカシジアの場合にも、第一には減薬や薬の変更を考慮する。抗コリン薬のほかβブロッカーなども使用することがある[16)]。

参考文献

1) Sanello A et al. Altered mental status: current evidence-based recommendations for prehospital care. Western J Emerg Med 2018; 19: 527-540.
2) 厚生労働省 . 健康日本21（アルコール）. https://www.mhlw.go.jp/www1/topics/kenko21_11/b5.html#A52.
3) 奈女良昭 , 他 . 乱用薬物検査キット トライエージ DOA の特異性 . Sysmex J Web. 2006; 7: 1-6.
4) 千代孝夫 , 他 . 救急外来における薬物中毒患者へのトライエージ DOA 検査の有用性の検討 . 中毒研究 . 2014; 27: 203-204.
5) Ontiveros S, et al. Fatal cold medication poisoning in an adolescent. Am J Emerg Med. 2022; 52: 269. E1-269.e2.
6) サントリー . お酒との正しい付き合い方を考えよう . https://www.suntory.co.jp/arp/drunk/
7) アサヒビール . お酒の適量を知る . https://www.asahibeer.co.jp/csr/tekisei/health/proper_quantitiy.html
8) O'Donnell MJ, et al. Global and regional effects of potentially modifiable risk factors associated with acute stroke in 32 countries (INTERSTROKE): a case-control study. Lancet. 2016; 388: 761-775.
9) Tiglao SM, et al. Alcohol withdrawal syndrome: outpatients management. Am Fam Physician. 2021; 104: 253-262.
10) アメリカ精神医学会. 日本語版: 日本精神神経学会, 監. DSM-5 精神疾患の診断・統計マニュアル . 医学書院 , 2014.
11) Krystal JH, et al. N-methyl-D-aspartate glutamate receptors and alcoholism: reward, dependence, treatment, and vulnerability. Pharmacol Ther. 2003; 99: 79-94.
12) Komagamine T, et al. Hystero-epilepsy in the Tuesday Lessons and NMDA receptor function: A hypothesis for dissociative disorder. Med Hypotheses. 2021; 150: 110567.
13) Koh JJK, et al. Prevention of alcohol withdrawal seizure recurrence and treatment of other alcohol withdrawal symptoms in the emergency department: a rapid review. BMC Emergent Med. 2021; 21: 131.
14) Lin JN, et al. Myoclonic jerks due to acute bromovalerylurea intoxication. Clin Toxicol. 2006; 46: 9, 861-863.
15) Salem H, et al. Revisiting antipsychotic-induced akathisia: current issues and prospective challenges. Curr Neuropharmacol. 2017; 15: 789-798.
16) Poyurovsky, et al. treatment of antipsychotic-induced akathisia: role of serotonin 5-HT 2a receptor antagonists. Drugs. 2020; 80: 871-882.

2択で迫るケースコラム 3

むずむず脚症候群の治療後、「あとはよろしく」との紹介で初診した。問診中に落ち着きがなく椅子ごとうろうろし様子がおかしい。患者は数年前から持続する手足の不快感に身の置き所のなさを感じ、昼夜問わず散歩してしまうのだという。10年前からうつ病に対して治療が開始され、SSRI、SNRI、セロトニン1A受容体部分アゴニストを内服中である。会話は成立するがなにやら不穏な言葉遣いで苛立ちを隠せない。

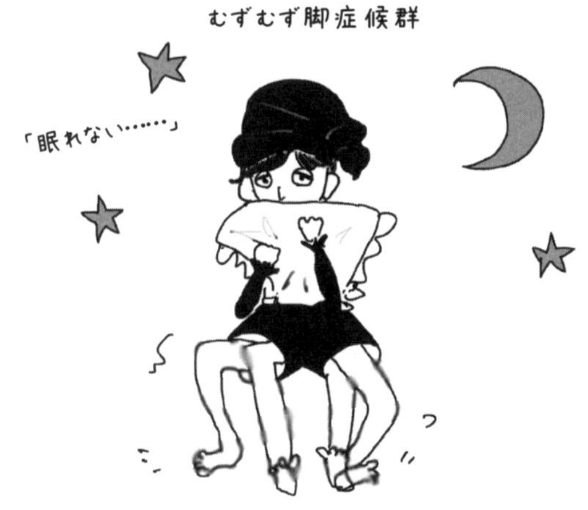

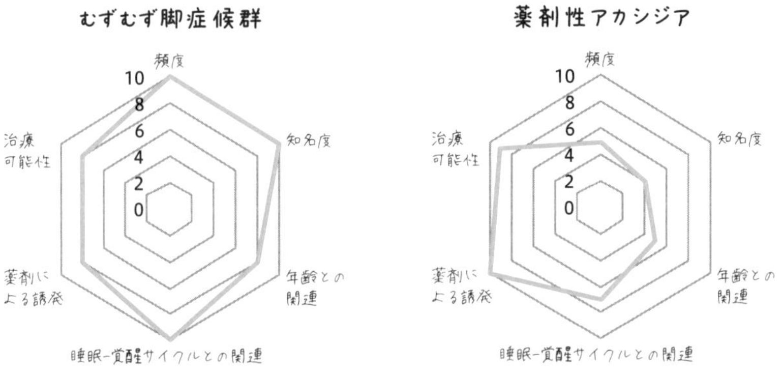

むずむず脚症候群 vs 薬剤性アカシジア

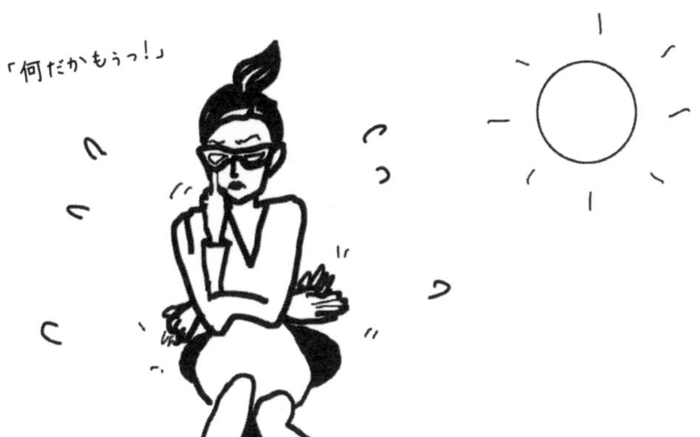

	むずむず脚症候群	アカシジア
症状	むずむず感(restlessness)によって主に下肢を動かす衝動を伴う睡眠障害	主に下肢を動かしたい衝動で歩き回る、反復運動を繰り返す静座不能(restlessness)症
診断基準	動かしたい衝動 安静で増悪 動かすと改善 夕方から夜に増悪	なし(薬剤誘発性である)
背景因子	鉄欠乏、加齢、腎障害、抗ヒスタミン薬、女性に多い	抗精神病薬、抗うつ薬、制吐薬
頻度	全人口の5〜15%	上記服用中1〜3割
神経伝達物質仮説	ドパミン	GABA、セロトニン

第7章 てんかん

1 てんかん

てんかん、およびてんかん発作後もうろう状態は、急性意識障害でも頻度の高い原因である[1)]。神経細胞は電気信号を伝導させる臓器である。神経細胞を電線に喩えると、ショートしてしまうことで痙攣や意識障害となる。診断に脳波を使うのは、脳の正常な電気活動や異常な電気活動を脳波でとらえることができるためだ。脳波でとらえられる異常な電気活動のうち、突発波と呼ばれる波形、すなわち棘波と徐波の組み合わせ（棘徐波複合）、高振幅徐波に伴う棘波や鋭波、平坦脳波と棘波と徐波のバーストなどをてんかん性放電と呼び、診断に用いる。

1）てんかん一般

てんかんの有病率は全年齢で1%以上と頻度が高く、コモンディジーズである。発症は小児期と老年期の二峰性の山を持つ。老年期では、脳卒中や悪性リンパ腫寛解後など器質性脳疾患の後遺症や、慢性的なアルコール曝露の結果として、あるいは変性疾患に付随しても現れるため、近年では小児期以上に有病率が高い。特に65歳以上では、年齢依存性に有病率が上がる。発作の強度や状況次第で、時に生命を脅かしうる。また、道路交通法で運転条件を定められた社会的疾患でもある。

国際抗てんかん連盟（International League Against Epilepsy：ILAE）の分類では、てんかんは焦点起始発作（旧称：部分発作）と全般起始発作と起始不明発作とに大分される。焦点発作は、右手の痙攣からなど、脳の一部の異常症状から始まり、そこで止まる場合もあれば、痙攣が全身に波及する場合がある。局所症状から始まり全身に波及するのは、焦点に限局した活動が全脳に広がるためである。全般発作は脳全体が同時に異常な電気的活動をするため、始めから意識障害を伴う。全般発作は必ず意識障害を伴うが、焦点発作は意識障害を伴う場合と伴わない場合とがある。

発作によって意識障害に至ると本人は発作前後の記憶を失うため、発作型の確認は発作の目撃者による証言が大きい。目撃した家族、友人、職場の同僚などに一緒に来院してもらうことが正確な診断に必要である。

てんかんの臨床現場では長年、少なくとも2回以上の脳由来の痙攣発作があった場合に、再発の恐れありとして「てんかん」と診断してきた。1度目の痙攣の場合、2度目以上の発作につながるのは25%で、残りの75%はその後再発なく経過するためである。

しかし近年改定されたILAEの提言では、特に誘発のない初回痙攣発作であっても再発可能性が少なくとも60%はあると見積もられた場合には「てんかん」と診断できることとなった[2)]。診断できる、というのはつまり、患者の生命予後・機能予後にとってメリットが大きい場合、診断をグレーにすることでみすみす危険にさらすということを回避できる、という視点である。これに続きアメリカ神経学会とアメリカてんかん協会の合同ガイドラインは、この再発可能性を60%以上と見積もる要因として4つを挙げている[3)]。すなわち、頭部外傷の既往、脳波異常、頭部画像異常、睡眠中に生じた痙攣を再発リスクの高い一群と位置付けている。こうした条件に当てはまる痙攣は初回痙攣でもてんかんと診断しうるため、てんかん診療を行っている脳神経内科や脳外科、精神科に紹介する（➡専門医コールポイント）。

初回の痙攣発作全体では2年以内の再発リスクは少なく見積もって20%、多く見積もって40%だが、初回痙攣後に即内服での予防を始めれば2年以内の再発リスクをさらに低下させることができる。また、そのように初回で予防薬内服治療を始めても、2回目の痙攣を確認してから始めても、3年目以降の再発リスクは低下させることができる[3]。再発する群においては、治療開始は確実に再発を減らす。加えて、治療開始の遅れが治療抵抗性てんかんのリスクにはならない。患者が納得し、治療しようと思い立った時に開始することはいつでも患者に利益をもたらすと言える。

これらのエビデンスから、日本の『てんかん診療ガイドライン2018』においても初回の痙攣発作のうち、以下の3つの条件に当てはまる場合はてんかんと診断し、発作予防の内服治療を開始することが推奨されている[4]。

日本のガイドラインでの再発予防開始の指標

- 脳卒中から1か月以内で発症した痙攣
- 典型像を呈するてんかん症候群
- 脳波異常が証明された痙攣

通常のてんかんでは、脳の異常な電気的活動は数十秒でおさまる。目に見える全身の痙攣時間と同じだけ電気的な異常活動が脳の中を駆け巡り、自然におさまる。電線の喩えで言うとショートし、火花が散ってそこでしばらく電気を通す状態ではなくなり、パソコンで言うなら「落ちて」しまうため、発作がおさまっても神経細胞の活動が低下する。てんかん発作の後は受け答えができなかったり、続いて睡眠することを発作後もうろう状態（トワイライト）と呼ぶ。時間は短くて数十分、長いと数時間ほど継続する。発作後もうろうがあることは心臓・血圧由来の失神との鑑別点である。

初回発作時の精査で脳波異常がなく、脳卒中の既往がなく、頭部画像異常がなく、頭部外傷の既往がなく、ミオクローヌスがあるなど典型的なてんかん症候群でもなく、睡眠中の発作でない場合、てんかんとは診断せず、経過を観察する。その経過観察中に、脳波でてんかん性放電をつかまえることができていなくても、2回以上の脳由来と考える痙攣が目撃され、低血糖など誘発因子がないことが確認され、発作後もうろう状態を伴う場合には、従来通り、てんかんと診断する。2度以上の発作があると、3度目以上の発作がある可能性が、ない可能性を上回るためである。このような場合には再発予防の治療を始める。血液検査でCK、アンモニア、乳酸の上昇などを確認できれば発作の傍証となり、診断の補助となる。

2）てんかん発作後もうろう状態

てんかんの痙攣発作後には、意識障害、頭痛、トッド麻痺、睡眠障害、言語障害、精神症状、自律神経症状など様々な神経症状が起こりうる。発作による呼吸抑制や不整脈などの自律神経症状はてんかん関連の突然死（sudden unexpected death in epilepsy：SUDEP）の要因となる。

発作後、数分以内に無反応期があり、続いて数時間以内の範囲で、意識状態の変容、記憶障害、トッド麻痺、発作後睡眠などが起きる。発作後もうろう状態は概ね発作直後の無反応状態から数十分から数時間の間の睡眠や意識状態の変容を指し、記憶障害も同時に起きるためこの間のことは後に本人は想起できない。発作後睡眠などは半数ほどで起こると見積もられている[5)]。

発作後、数日間には、抑うつなどの気分変容や妄想など、発作後精神症状をきたす場合がある。発作後の状態による精神症状なのか、発作性の精神症状なのか、発作間欠期の精神症状なのかの判別は難しく、特に若年期から壮年期でこうした症状が継続することで日常生活に支障をきたす場合にはてんかん専門医への紹介を検討する（➡専門医コールポイント）。

2　けいれん重積

1）てんかん重積

痙攣発作が数十秒ではおさまらず、長時間続く場合は「重積」と呼び、通常の発作とは区別する。てんかん重積の診断はてんかんの発作型で異なる[4]。

・強直間代痙攣：5分
・焦点意識減損発作重積：10分
・無痙攣性てんかん重積：10～15分

重積とはつまり5～15分以上継続する脳細胞の異常放電を言う。さらに、強直間代痙攣で30分以上、焦点意識減損発作で60分以上経過した場合、不可逆的脳傷害の出現可能性がある。脳の持続的電気活動の持続は神経細胞の末端であるシナプスからグルタミン酸を放出させ、カルシウムイオンの細胞内流入を引き起こし、それが神経細胞にアポトーシスを促すシグナルとなるためである。不可逆的脳傷害とは、そのまま意識が戻らなかったり、認知機能の低下など後遺症をのこしたり、場合によっては死につながることである。てんかん重積では、痙攣発作による呼吸停止や、意識を失うことで事故となり、生命の危険に加えて、痙攣性の異常な脳の電気的活動持続そのものが脳傷害の原因となる。

てんかんによる意識障害は発作の前後の健忘を伴うため、患者は自らの発作のことを強く認識しているわけではない。よって、なぜ予防薬の開始が必要なのか、なぜ予防療法が本人にとって利益があるかを説明する必要がある。繰り返す痙攣、すなわちてんかんでは、次の発作が高所作業中や入浴中、料理中など意識を失うと危険な状況で起こる可能性があり、状況次第では次の発作が即、死の転帰となる場合があるためである。もう一つ、次の発作の出現状況が睡眠中など危険はなかったとしても、けいれん重積となる可能性もあり、やはり呼吸抑制のリスクや永続的な脳機能低下のリスクがあるため、再発予防薬を用いる。さらに頻度は少ないがSUDEPの予防という観点もある。

2）無痙攣性てんかん重積

無痙攣性てんかん重積は痙攣に続く意識障害のほか、はじめから痙攣がなく意識障害で発症するものがある。後者は昏睡型と呼ばれている[6)]。無痙攣性てんかん重積では、主症状が意識の変容のみであるため、臨床所見だけでは、てんかん発作後もうろう状態（トワイライト）なのか無痙攣性てんかん重積なのか区別がつかない。無痙攣性てんかん重積の診断は、基本的には脳波での異常所見が頼りである。はっきりしない場合には、脳波を判読できる脳神経内科医や脳外科医、精神科医への相談を要する（➡専門医コールポイント）。

てんかんはコモンディジーズであり、高齢になればなるほど頻度が上がる。無痙攣性てんかん重積もまた同じである。意識障害と一言で言っても、JCS III桁の昏睡から、受け答えがおかしい、暴れる、混乱しているなどJCS I桁での発症もありうる。これまでてんかんと診断されていない60歳以上の患者で、受け答えがおかしいなどの混乱を呈して受診した患者44名で7名（16％）が非痙攣性てんかん重積であったという報告がある[7)]。

また、てんかん発作に続く意識障害において、てんかん発作後もうろう状態ではなく無痙攣性てんかん重積は22％ほど含まれていたという報告がある[8)]。多数派ではないものの、少なくない頻度で無痙攣性てんかん重積の患者に会うということを念頭に置いておく必要がある。

無痙攣性てんかん重積は、その半数で、視診によってちょっとした痙攣やミオクロニー、あるは筋肉のピクつきなどが観察できる[9)]。それらが観察できない半数の群では、発症起点の同定が難しく、無痙攣性てんかん重積が疑われた場合は、その時、既に不可逆性の脳傷害に至る時間が経過している可能性があることを念頭に置く必要がある。速やかに治療を開始しながら、診断のための脳波検査を行う。

無痙攣性てんかん重積を診断するには、ザルツブルグ基準が提案されている[8)]。無痙攣性てんかん重積の特徴的な脳波所見は、2.5 Hz以上のてんかん性放電、持続性規律性徐波活動、振幅と周波数の連続性変化、周波数と波形のパターン部位の変動とされている。ザルツブルグ基準を満たせば、診断精度が高い。身体所見や経過などから疑うには以下の所見が参考になる。

無痙攣性てんかん重積を疑う臨床所見

- 痙攣に続く意識障害
- 急性発症
- ミオクローヌス様のピクつきがある
- 常習飲酒歴、ベンゾジアゼピン内服歴がある
- 脳卒中・頭部外傷の既往
- てんかんの既往歴がある

アルコールは大量摂取による急性アルコール中毒でも、あるいは常習摂取の中止によるアルコール離脱症候群でも、けいれん重積のリスクとなる。

無痙攣性てんかん重積の重要な鑑別疾患には解離性昏迷がある。心因性非てんかん性発作（psychogenic non-epileptic seizure：PNES）に続いて解離性昏迷となると、無痙攣性てんかん重積となかなか区別がつかない。解離性昏迷は脳の異常な電気信号による疾患ではないため、多剤の抗てんかん薬を使用しても意識障害が改善されず、治療抵抗性てんかんに見えることも多い。

痙攣後に意識障害が続く場合にはまず緊急性が高い無痙攣性てんかん重積と考え治療を開始する。意識が回復しない場合、呼吸抑制をきたす量の抗痙攣薬を使用するために気管挿管・人工呼吸器管理を行う場合もある。PNESでは発作の度にICUで気管挿管・人工呼吸器管理を要し、鎮静を解くと意識障害に戻るため再び挿管して大病院に搬送し、「本物のてんかんではない」と診断されてもとの病院に戻され、再び気管挿管・人工呼吸器管理をして違う大病院に搬送し、ということを繰り返される例もある。病名

が告げられないままでは、本人の苦痛や医原性の発作誘発リスクが避けられない。医療資源や医療人材資源の分配としてもよいことはない。ILAEはPNESの専門家同様、こうしたPNESに対して「てんかん発作ではない」と診断を確定し、患者に説明することこそが再発予防の治療となると提案している[10, 11)]。

3）無痙攣性てんかん重積診療の注意点

無痙攣性てんかん重積を疑った時点で専門医がコールできればよいが、てんかん専門医は数が少ない。歴史的に小児科と精神科医、脳外科医がてんかん診療に携わってきたこともあり、脳神経内科医と内科医ではてんかん専門医は希少である。最近は精神科がてんかん診療の看板を下ろし、代わりに内科にどんどん紹介されてくる過渡期にある。大学病院でさえ、脳外科や小児科にてんかん専門医がいても、脳神経内科には不在といった状況の中でコモンディジーズであるてんかんを治療している。

特に、近年増加する老年期のてんかんに関して、歴史的にてんかんを診てきた3科は関与が少ない。非常に高齢であったり進行期認知症で施設入所中であったり、アルコール使用障害と肝硬変で通院中だったりする中で起こるてんかんには、てんかん専門医紹介やてんかんセンターでの受け入れを待つという選択肢はまず存在していない。またもちろん若年者の初発であっても、不可逆性の脳損傷をきたしうる緊急性の高い状態であり、搬送受診を受け入れた医者がその場で速やかに治療を開始する。具体的には、バイタルを確認しながら点滴ラインを確保する。日本のガイドラインでは、脳損傷の可能性から痙攣持続時間によって治療が異なる[4)]。ACLS同様、時間記録係を設定するのが望ましい。

てんかん診療タイムテーブルの目安

- 5分以上：早期てんかん重積状態→ベンゾジアゼピン（ジアゼパム）静注
- 30分以上：てんかん重積状態→ジアゼパム追加
- 60～120分：難治性てんかん重積状態→全身麻酔使用、人工呼吸器使用、ICU
- 24時間以上：超難治てんかん重積状態

痙攣発作のファーストコンタクトでは低血糖が除外できない段階であり、ビタミンB1 100 mgと50%グルコースの静注を行う。続いてジアゼパム1Aを5 mg（1/2 A）/分の速度で投与する。この間に血液を採取しながら神経学的評価を行い、バックバルブマスクや酸素を準備する。低血糖が否定され、そうこうするうちに30分が経過しててんかん重積状態と確認されたならばホスフェニトイン22.5 mg/kgを150 mg/分以下で静注、もしくはミダゾラム0.1～0.3 mg/kgを1 mg/分で投与、もしくはレベチラセタム1,000～3,000 mgを2～5 mg/kg/分で静注する。それでも意識が戻らない場合、頭部画像評価や脳波検査が可能であれば行いながらミダゾラムを0.05～0.4 mg/kg/時間で持続静注する。呼吸抑制をきたすため、難治てんかん重積が確認された時点でバックバルブマスク換気から気管挿管・人工呼吸器管理に切り替える。

なお、てんかん重積、難治てんかん重積に対して行った脳波検査で異常が検出され、診断が確定した後、回復した場合、初回の発作であっても脳波異常の検出されたてんかんであり、再発可能性が6割以上と考えられるので、内服での予防治療継続に移行する。ただ、例えば100歳近い高齢者でもともとのADLが全介助でどうにか食事だけは口元まで運べば自ら食べていた、という状況の患者にもてんかん重積は起こりうる。この場合、抗てんかん薬の定時内服をすることでかえって傾眠となり、日々の経口摂取さえできないために胃瘻や施設生活を考慮しなければならなくなる場合がある。全例必ず抗てんかん薬を投与しなければならないわけではない。再発リスクを説明し理解を得たうえでの選択肢が複数存在する。

予防薬の選択に関しては有効性とともに精神症状などの副作用を鑑みて選択する。一般内科やてんかん専門医不在の脳神経内科では、注射製剤と内服薬とがあり肝障害や薬疹の出にくいレベチラセタムが第一選択の中で一択となっているが、最近出た旧来の抗てんかん薬と新規抗てんかん薬とのランダム化比較試験で、易怒性などの精神障害はバルプロ酸では14%のところ、レベチラセタムで26%とやや多かった[12)]。背景に精神障害や依存症、精神発達遅滞がある場合は特にこうした副作用について気を付けなければならないと結論付けられていた。だが妊娠・出産に携わる可能性のある女性ではバルプロ酸は胎児のIQや発育に悪影響があるため第一選択にはならない。てんかんの予防効果に加えて、患者の個々の背景に応じた薬剤の選択が望ましい。

COLUMN

意識障害と道路交通法

意識障害と道路交通法について簡単に述べておきたい。意識障害は、その原因が何であっても、再発防止に努めて、再発がないことを確認するまで、道路交通法で運転は禁止となる。見極める期間は3か月もしくは6か月程度と医師の裁量に任されている。道路交通法でのこうした一定期間の運転禁止は、てんかんに限定する話だと思っている一般の方、医師も多いが、低血糖であれ低血圧であれ、αブロッカーによる薬剤性低血圧による失神であれ、原因を見極め、再発防止に努めて、再発がないことを確認する必要がある。医師にはこのことを患者に説明する義務がある。そして患者は運転免許取得・更新の時に申告する義務がある。

意識障害の原因がてんかんであると判明した時には、運転に支障が生じる恐れのある発作が2年間ないこと、その後も服薬を継続する約束を守る場合に初めて、運転が再開可能となる。2年発作がなかったので薬の内服をやめたい、という場合には再発の恐れがないとは言えないので、道路交通法での運転禁止は継続となる。

患者からよく「発作があるのに運転すると、先生が警察に捕まっちゃうんでしょ」と誤解のうえで心配をされるが、発作が起きることがわかっているのに運転した時に捕まっちゃうのは先生ではなく患者である。逆に、医師にあるのは説明義務であるため、意識障害診療でこの説明をしていなければ、言うなれば「捕まっちゃう」のである。患者が法に反する場合、医師もまた捜査され、説明義務違反があれば、罪に問われる可能性がある。

義務に従い説明した後に、「発作はあるが薬は飲まないし運転はする」と主張する患者に遭遇した場合、警察署に任意で届け出を行うことができる。道路交通法により、この届け出は守秘義務違反とはならないが、医師患者間の信頼関係が尊重され、あくまで任意であり、届け出をしてもしなくても刑事責任は問われない。任意の届け出に関しては日本医師会から『道路交通法に基づく一定の症状を呈する病気などにある者を診断した医師から公安委員会への任意の届出ガイドライン』が公表されている[13]。

一過性の意識障害やてんかんは相対的欠格事由であり前述の通り、条件で運転の可否は異なる。一方、絶対的欠格事由は「認知症であることが判明したとき」および「アルコール、麻薬、大麻、あへん又は覚せい剤の中毒者であることが判明したとき」とされている。認知症に関しては軽度認知機能障害は含まれない。慣習的に「臨床的に確実に認知症である」と言える長谷川式認知症スケールで20点以下など客観的な指標での診断を要する。

2022年度から道路交通法が改正となり75歳以上で交通違反・事故歴がある者には運転技能検査が義務化された。これまで高齢者の運転に関して、本来は本人や家族の自制的判断を要する場面でも医師の判断に重点が置かれてきたがゆえに重責に押しつぶされそうな機会が多かったが、公的かつより公平な機会が設けられることはありがたいことである。将来的には自動運転技術で誰にとってもバリアフリーな移動手段が実現される日がくることを願っている。

参考文献

1) Durant E, et al. Characteristics of patients with anabnormal Glasgow Coma Scale Score in the prehospital setting. West J Emerg Med. 2011; 12: 30-36.
2) Fisher RS, et al. Operational classification of seizure types by the International League Against Epilepsy: position paper of the ILAE Commission for classification and terminology. Epilepsia. 2017;58:522-530.
3) Krumholz A, et al. Evidence-based guideline: Management of an unprovoked first seizure in adults: Report of the guideline development subcommittee of the American Academy of neurology and the American Epilepsy Society. Neurology. 2015; 84: 1705-1713.
4) 日本神経学会 , 監 .「てんかん診療ガイドライン」作成委員会 , 編 . てんかん診療ガイドライン 2018. 医学書院 , 2017.
5) Pottkämper JCM, et al. The postictal state － What do we know? Epilepsia 2020; 61: 1045-1061.

6) Trinka E, et al. A definition and classification of status epilepticus- Report of the ILAE Task Force on classification of status epilepticus. Epilepsia. 2015; 56: 1515-1523
7) Veran O, et al. De novo epileptic confusion in the elderly: a 1-year prospective study. Epilepsia. 2010; 51: 1030-1035.
8) Zehtabchi S, et al. Nonconvulsive seizures in patients presenting with altered mental status: an evidence-based review. Epilepsy Behav. 2011; 22: 139-143.
9) Leitinger M, et al. Diagnostic accuracy of the Salzburg EEG criteria for non-convulsive status epilepticus: a retrospective study. Lancet Neurol. 2016; 15: 1054-1062.
10) Scheffer IE, et al. ILAE classification of the epilepsies position paper of the ILAE commission for classification and terminology. Epilepsia. 2017 58:512-521.
11) LaFrance Jr. WC, et al. Management of psychogenic nonepileptic seizures. Epilepsia. 2013; 54 (suppl 1): 53-67.
12) Marson A, et al. (on behalf of the SANAD II collaborators) The SANAD II study of the effectiveness and cost-effectiveness of valproate versus levetiracetam for newly diagnosed generalized and unclassifiable epilepsy: an open-label, non-inferiority, multicentre, phase 4, randomized controlled trial. Lancet. 2021; 397: 1375-1386.
13) 日本医師会 . 道路交通法に基づく一定の症状を呈する病気等にある者を診断した医師から公安委員会への任意の届出ガイドライン
https://www.jsts.gr.jp/img/todokede_gl.pdf

2択で迫るケースコラム 4

パーキンソン病と糖尿病で通院中。定期受診の内科外来で会話中、突然受け答えができなくなり数秒の痙攣を認めた。血圧は座位で66/40 mmHgであった。診察台に運び臥位にすると速やかに会話可能となった。痙攣を目撃した外来看護師がジアゼパム1Aと救急カートを持って駆けつけてくれた。

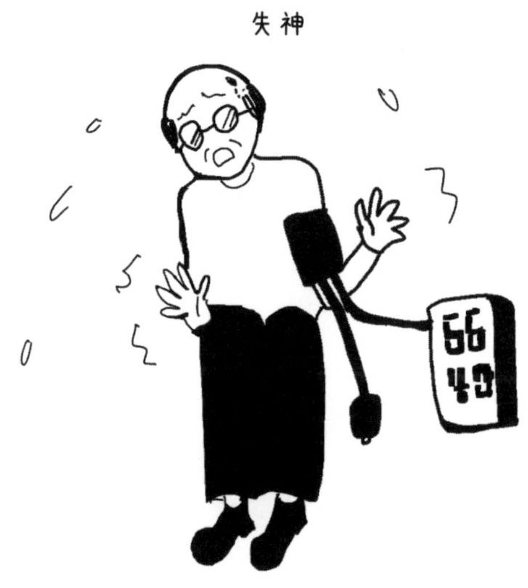

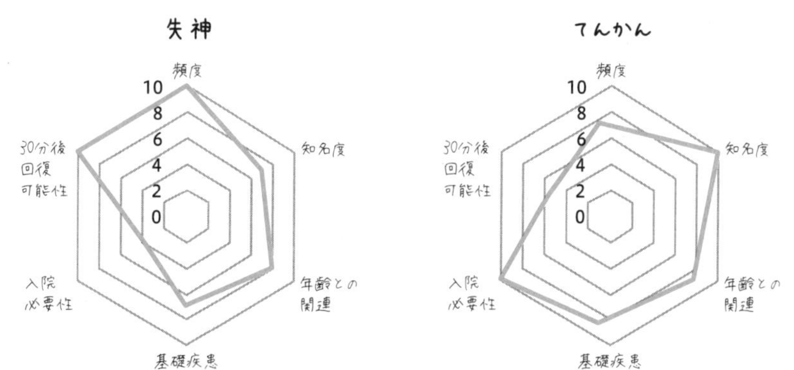

失神 vs てんかん

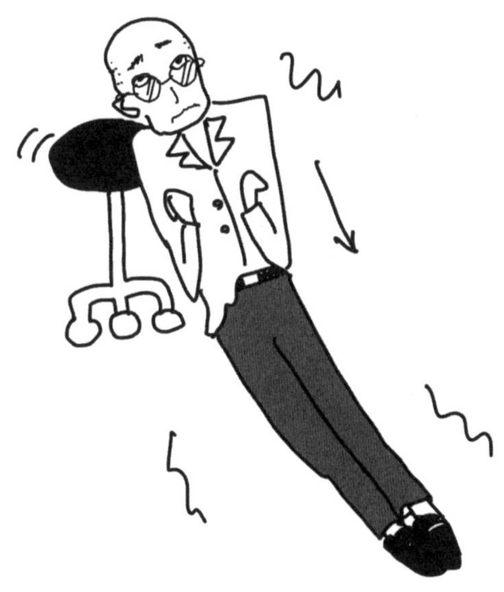

	失神	てんかん
意識障害時間	数秒から数十秒	数分から数時間
痙攣	時にあり	あり(時になし)
意識改善因子	臥位	時間経過、抗痙攣薬使用
誘発因子	食事、排尿排便、咳、痛み、驚き	薬剤 抗ヒスタミン薬、抗菌薬、アルコール
原因臓器	心血管(血圧・血流)	脳

第8章 頭蓋内病変

1　脳血管疾患

1）脳血管疾患の疫学から

脳血管疾患は最も頻度の高い脳疾患である。広範囲な病変や「生命維持装置」である脳幹の病変によって意識障害など重篤な症状をきたせば、死に至る疾患であり、心血管疾患、癌とともに日本3大死因の一つである。多国間の分析では日本の脳血管疾患は、2010年で年間10万人あたりに200人前後が発症する層にあり、ヨーロッパより少し多いもののアジアの中では少ない[1)]。内訳は脳梗塞で10万人あたり年間129人、脳出血で同64人と推計されている。全世界の推計より日本では脳梗塞が少なく、脳出血が多い。

アジアは全体に高血圧症が多く、それを反映して脳出血が多いと考えられている。文化的、民族的、地理的要因による高血圧症の影響を日本も免れていない。文化的要因の中では、特に食事からの塩分摂取量がアジアは欧米に比べて多いことが挙げられる[2)]。日本の1日の減塩目標は現在、男性7.5 g、女性6.5 g未満であるが、WHOの減塩目標は、5 g/日未満とより少ない。日本高血圧学会は、欧米より食塩摂取量の多い現状を踏まえて、当面の現実的な目標として設定したと説明している。

脳血管疾患による死亡は年間10万人中50人前後の範囲で、ヨーロッパと同程度である。発症は多いが死亡は少なく、死亡率は中国・韓国・アメリカ・カナダと同水準である。高血圧症への対策など予防医学が介入する余地がまだ残るが、急性期医療の水準は、最善の状態に比肩できる。

この急性期医療の高水準を支える柱の一つは医療費である。令和元年度から国民医療費はいよいよ44兆円を超えた。膨大すぎてピンとこないため比較すると、代表的なお金持ちであるビル・ゲイツ氏の資産は2022年現在、14兆円とのこと。1億2,000万人で1年間に医療に使った44兆円のうち、脳血管疾患はいかほどを占めるのか。厚生労働省のホームページには国民医療費の概況が公開されている[3)]。さあて読むぞと思うと、クリックにクリックを重ねる必要があり、信頼に足るホームページが内容をまとめて発信してくれているのでそちらを参照した。日本生活習慣病予防協会のホームページによると脳血管疾患の年間医療費は2016年度で1兆7,739億円、2017年度で1兆8,085億円であった[4)]。

ゲイツ氏の資産と比べると、案外そんなに膨大ではない数字だったが、ゲイツ氏のは資産であって使い切ったお金ではない。厚労省によると、脳血管疾患の原因となる生活習慣病である高血圧症と糖尿病を合わせると国民医療費の3割を占める[3)]。もちろん「生活習慣病」と呼びつつ体質が関与する疾患群であり、中に不可避な一群も存在し、すべてが生活習慣の変更で予防できるわけではない。が、工夫次第で一部減らせるかもしれない支出が、この国の中で13兆円程度ある。世界の中での疫学と国民医療費という巨視的視点から、個々人の課題という微視的視点に移動すると、一人一人が塩分を控えめにし、食べ過ぎに注意し、運動をしていくことで突然の意識障害という恐ろしい病状を回避し、健康維持につながる。それが巨視的には医療費削減、環境負荷削減に至る。脳血管疾患に対する内科医の診療は、健康診断の結果を持って受診した方々へ一次予防について、主に生活習慣の見直しに関するこうした点での情報提供から既に始まっている。

2）脳血管疾患による意識障害の診断と治療

脳血管疾患による意識障害は、イメージと異なり、意識障害全体の中に占める頻度は高くはない。日々の内科診療に脳血管疾患による意識障害は、どれほど含まれるのか。アメリカの論文では、急性の意識障害は救急要請の10％までを占め、その原因で多いものはアルコール関連、低血糖、薬剤性、痙攣発作後もうろう状態、そして外傷と概論で述べた[5)]。これらを除外していくと、ファーストコンタクトで病因不明の意識障害（coma of unknown etiology）が残される。約1,000例の病因不明の意識障害を調べたドイツの論文では、内訳は急性発症の脳病変が39％、脳の器質性病変なしが25％、二次性脳機能障害が36％であったと報告されていた[6)]。急性の脳病変の内訳は多い順から、頭蓋内出血（脳出血・くも膜下出血含む）22％、脳梗塞11％、炎症性疾患（脳炎・髄膜炎）3％、脳腫瘍2％であった。なお、器質性病変なしには、てんかん、心肺機能低下、解離性昏迷などの精神疾患が含まれ、二次性のものには薬剤性障害、代謝性障害が含まれている。意識障害の際には、低血糖や薬剤性がスクリーニングでいったん除外後、病因不明となった群にもなお、含まれていることに注意すべきである。この時、意識障害が遷延すると入院中の死亡率は25％だった。意識障害で搬送受診し意識がすぐには戻らない患者では、頭部画像検査などで診断がついても5人に1人が数日で亡くなるのだ。脳血管障害の中でも脳出血では、脳梗塞に比べて意識障害を伴いやすい。脳動脈瘤破裂によるくも膜下出血では意識障害はほぼ全例に合併する。当然死亡率も高い。

脳梗塞に限って、急性期に意識障害を伴う割合とその予後、そしてリスク因子を調べた中国の論文がある[7)]。脳血管障害の疫学に関して、欧米よりも同じアジアのほうが近いため、より日常診療に近い。脳梗塞569名のうち発症早期に意識障害を伴ったのは35％で、意識障害がない時には院内死亡率は0.5％だが、意識障害を伴うと17％に上がった。急性期病院で生存しても転院先で3人に1人が3か月以内に亡くなる。さらに生存者の半数以上に重篤な後遺症をのこした。

病型では、意識障害は心原性脳塞栓に伴いやすく、半数ほどで認める。病変部位としては、前頭・頭頂・側頭・後頭葉のいずれか大脳皮質の広範囲病変で意識障害の合併が有意に多い。脳浮腫や痙攣が脳血管障害での意識障害の原因となりうる。高齢、重症、アルコール飲酒歴がある、入院時血糖が高い、心房細動があると意識障害を合併しやすい[7]。

頭蓋内病変による意識障害

- バイタル／血糖安定・外傷なしの意識障害搬送例の4割が脳由来
- そのうち脳出血2割、脳梗塞1割
- その脳梗塞のうち半分が心原性脳塞栓
- 意識障害をきたす3大頭蓋内疾患と診断的所見
  - くも膜下出血：警告出血による激しい頭痛の前駆、項部硬直あり
  - 脳出血：高血圧、数分から数十分での階段状進行あり
  - 心原性脳塞栓症：心房細動、肺など他臓器の塞栓症の合併あり

頭蓋内病変に対する診断は頭部画像検査である。脳血管障害を疑ったら、速やかに頭部画像検査へと向かう。CT、MRIのいずれでもよいが、CTは脳出血検出に、MRIは脳梗塞の検出に優れている。ラクナ梗塞はCTで検出できないことが多く、脳表のわずかなくも膜下血腫や硬膜下血腫はMRIでは見逃されることはしばしばある。また、頭部MRIはどんなに急いでも撮影に15分ほどかかるため、バイタルが不安定となる可能性がある場合には瞬時に撮影できるCTを選択する。脳出血を考えてCTでの確認を行い、脳出血や粗大な梗塞病変が見当たらないこともある。CTで病変が検出されないが急性の発症様式から脳血管障害を疑う場合、MRIを追加する。

治療はくも膜下出血、脳出血、脳梗塞で大きく異なる。くも膜下出血では内科的治療は限られており、内科で診るのは非常に軽度かもしくは手術で回復が見込めないほど重度の時である。よって、くも膜下出血という診断を下したと同時に脳外科に速やかに連絡する（➡専門医コールポイント）。重篤すぎる場合や全身の合併症によって手術適応外の場合には内科で降圧や抗浮腫などの対症療法を行う。

脳出血は10～30 mLほどの皮質下出血や小脳出血の際には開頭減圧術などの適応になる[8)]。脳外科へ手術検討を依頼する（➡専門医コールポイント）。10 mL以下で脳幹など脳圧迫徴候がないものや、60 mL以上と非常に多量の出血で手術で救命が期待できないものは内科で保存的治療を行う。高血圧があれば降圧薬の経静脈投与を開始する。多量出血に伴うDICや、意識障害での体動困難による深部静脈血栓症、肺塞栓などの合併に注意する。

脳実質出血での脳外科への連絡適応条件

- 径4 cm以上の小脳出血
- 血腫・脳浮腫による著明な対側脳圧排所見、大脳正中偏位
- 脳幹圧迫所見（頭部画像・瞳孔不同）
- 中等量（10～30 mL）の皮質下出血（血腫量＝縦×横×高さ /2）

脳梗塞の場合、脳卒中センターのある病院の場合には、脳卒中チームに連絡し、超急性期再開通治療の適応について検討を依頼する。脳梗塞では発症からどれくらいの時間が経過しているかで、治療法の選択肢が異なる。超急性期再開通治療は、追加で脳外科的治療の必要性が発生する可能性があり、脳外科医が対応できる体制のある病院で行われる。eラーニングで受講した脳神経内科・脳外科医が施行できる静注血栓溶解療法（t-PA）と、より高度な訓練を要する機械的脳血栓回収療法とがある。最終健常確認時刻を把握し、発症から4時間半以内にあれば静注血栓溶解療法、24時間以内であれば、機械的脳血栓回収療法の適応となる場合があり、施行を考慮する（➡専門医コールポイント）[9)]。またt-PAに関しては、発症時刻がはっきりとわからなくてもMRIで拡散強調画像（DWI）でとらえた梗塞巣が、FLAIR画像で明瞭化していなければ、「DWI/FLAIRミスマッチがある」とされ、t-PA適応となる場合がある。

静注血栓溶解療法のよい適応

・最終健常確認時刻から4時間半以内
・MRIでDWI/FLAIRのミスマッチがある

静注血栓溶解療法の除外項目（以下1つでも当てはまれば実施しない）

・非外傷性頭蓋内出血／てんかんの既往がある
・くも膜下出血／急性大動脈解離／重篤な肝障害／急性膵炎の合併
・感染性心内膜炎がある患者
・血糖補正後も50 mg/dL以下もしくは400 mg/dL以上
・血小板10万以下、血液凝固異常
・rt-PA薬剤アレルギー
・CT/MRIで広汎な早期虚血性変化や対側圧排所見がある

なお、慎重投与には81歳以上と高齢、NIHSS（National Institutes of Health Stroke Scale）で重症すぎるもしくは軽症すぎる、併存疾患のコントロールがついていないなどあるがケースバイケースである。

3）脳血管障害で意識障害をきたす解剖学的病変部位

意識障害は、概論で述べたように、覚醒状態を維持する系のある脳幹、視床、両側大脳皮質のいずれかに病変が及ぶと出現する。脳血管障害では、血管支配がまず右脳と左脳で異なり、通常は一側の、一血管支配に沿った梗塞もしくは出血が起きる。一側の大脳皮質の脳梗塞や脳出血では一見、原理上意識障害はきたさないように思うが実は、一側の脳血管障害でも意識障害はしばしば伴う。というのも、脳は頭蓋骨という硬い囲いに覆われており、その容量には限度がある。脳出血や心原性脳塞栓のような広範囲な梗塞では、それ自体や浮腫により頭蓋内圧の亢進が起きるため、対側の脳や脳幹を圧排しその機能を低下させることで意識障害となる。また、大

表8-1　意識障害の責任病巣ごとに異なる随伴する神経症状

解剖学的部位	支配血管の起始	随伴神経症状・そのほか
前頭葉皮質	前・中大脳動脈	運動性失語・片麻痺
側頭葉皮質	中大脳動脈	感覚性失語
頭頂葉皮質	前・中・後大脳動脈	失書・失読・失行・失認
後頭葉皮質	後大脳動脈	同名半盲
視床内側	後交通動脈	失語、視空間失認、記名力・見当識障害、無気力、性格変化
視床外側	後大脳動脈／前脈絡叢動脈	意識障害、記憶障害、失語、半側空間無視、無気力など人格変化、感覚障害、視床痛、視野欠損、振戦など
中脳	後大脳／後交通動脈	瞳孔不同・眼球運動障害
橋	脳底動脈	閉じ込め症候群（意識障害鑑別）
小脳	脳底動脈	失調、出血では脳幹圧迫による意識障害
延髄	椎骨動脈	呼吸障害

脳皮質にかかる病変では、病変部と健常部の境目の皮質からてんかん性放電が起き、意識障害に至ることもある。

高齢者では特に、大脳皮質の障害による脳局在症状がはっきりとしないまま、意識障害だけを呈する脳梗塞も多い。施設入所中、あるいは自宅療養中でもともと会話は成立しないが、特にここ数日、食事を口元まで運んでも飲み込まない、などである。このような場合にはt-PAの適応となるような明確な発症時刻の同定がされないまま病院受診するため、専門医よりむしろ一般内科外来や総合内科／救急外来、あるいは往診などの場面で出合うことになる。

診察でバイタルは安定し、構音障害や嚥下機能もなく、顔面にも四肢にも麻痺がなく、呼びかけを終えるとただ寝てしまう。何となく元気がない、おしゃべりだったのにしゃべらなくなってしまった、など、一見して脳血管障害だとはわからないパターンもある。このような軽い意識障害のみを呈する病変の代表的な部位は視床である。視床梗塞では、皮質梗塞のようなはっきりとした症状よりもずっとつかみどころのない多彩な症状もきたす。視床の支配血管ごとに梗塞によって微妙に症状が異なることが知られている[10)]。

脳出血、脳梗塞の診断に必要な事項は、発症起点、脳局在症状・局在徴候、そして画像検査である。意識障害を伴う脳病変と支配血管、局在症状・徴候を表8-1にまとめた。

2　頭部外傷

頭部外傷は意識障害の原因として極めて重要であるが、緊急で脳外科的手術が必要であったり、あるいは皮膚の裂傷に対して縫合が必要であったりするため、外科当直が内科とは別に設置されている病院では、内科医が率先して診ることはない。内科に頭部外傷の患者が受診するのは、外傷歴が明らかでない、いったん脳外科が診て、明らかな器質性疾患がないと帰宅した後に状態が悪くなった、あるいは外傷性器質性疾患がないと診断されるも意識障害や神経局在症状がある場合などに限られる。しかし明らかな外傷歴がなくても、あるいは初期スクリーニングで外傷がなくても、後に頭部外傷性疾患が明らかになることはある。また、かかりつけ医をしていると、患者が受傷して最初に駆け込むこともある。さらには被災地で、外科および救急科医の後方支援として入った内科医なら、頭部外傷の知識がなければ太刀打ちできない。そういった時のために、頭部外傷に関する知識を内科医も持ち、診断および外科への紹介の適応を念頭に置いておくべきと考える。

1）脳震盪・脳挫傷・びまん性軸索損傷

脳震盪は頭部強打に続いて外傷後健忘がある状態をいう。頭部強打は喧嘩などもそうだが、日常生活の場面では特にスポーツの場で度々起こる。健忘ではその試合のことをまるっきり忘れてしまったりする場合もある。同じことを何度も聞く、取り乱す、反応が遅いなど錯乱を伴うこともある。

頭部強打の直後に数秒でも意識消失があれば重度の脳振盪であるととらえる。ボクシングなど格闘技の試合で、KOされ脱力をきたして倒れ込む場面があるが、あれは重度の脳震盪かそれ以上の重症度を持つ頭部外傷ととらえなければならない。意識消失の時間は数秒の場合も数分のこともあるが、持続時間が長ければ長いほど脳の損傷は重度ととらえる。健忘のスパンも試合のことを忘れる程度から数日の記憶が飛んでしまうなどあるが、これもまた長い時間分の記憶を失うことが、より脳損傷が重度であることを示唆している。

脳震盪がさらに重篤であれば脳挫傷となる。脳震盪や脳挫傷では、脳の代謝が亢進し興奮性神経伝達物質であるグルタミン酸濃度が上昇する[8)]。この期間にもう一度頭部外傷を受けると、二次的衝撃症候群といって、同じ程度の衝撃でも極度の脳浮腫が起き死亡率が高まってしまう。よって、スポーツなどで脳震盪が起きた場合に、二次的衝撃を避けるために競技者を休ませるのである。あなたがリングドクターなら、KOされ倒れ込んだ後、選手がもう一度戦おうと立ち上がっても、医療的判断では選手生命のためにタオルを投げ込むべきなのだ。

脳震盪にとどまっているのか、あるいは衝撃による脳浮腫や脳出血、びまん性軸索損傷が起きているのか脳挫傷や外傷性の頭蓋内出血を合併しているかを検索する最速の手段はCTである。万が一内科医のもとにこうした患者が受診し、本人や周囲が根性を発揮して「さっきまでおかしかったけれど気合い入れ直したらもう大丈夫っす！」と言っても、受傷後にまだ画像検査を受けていないならば、CTを撮影する。また、初期に明らかな脳損傷の徴候がなくとも15%は遅発性の悪化を示すという[8]。脳浮腫を反映する低吸収域、点状出血を反映する高吸収域、外傷性くも膜下出血、急性硬膜外血腫、硬膜下血腫を検出した場合には、可及的速やかに外科のある病院へ搬送、同じ院内にいる場合には脳外科医を速やかにコールする（➡専門医コールポイント）。

なお、興奮性伝達物質であるグルタミン酸が放出されることで引き続き起こるのは、脳細胞死である。シナプス末端からのグルタミン酸を次の脳細胞がNMDA受容体を介して興奮性伝達として受け取ると、細胞内にカルシウムイオンの流入が起き、アポトーシスが起こる。この病態生理から、頭部外傷後、脳機能回復を促すためにNMDA受容体拮抗薬であるアマンタジンを用いる[11]。

2）急性の外傷性頭蓋内出血

頭部の視診において、バトル徴候（耳の後の皮下血腫）、パンダの眼徴候（眼窩周囲の皮下血腫）、顔面骨折、透明な鼻汁（髄液鼻漏）があれば急性の外傷性頭蓋内出血を疑い可及的速やかに脳外科のある病院へ搬送、同じ院内にいる場合には脳外科医を速やかにコールする（➡専門医コールポイント）。

意識障害の原因として急性外傷性頭蓋内血腫の可能性を示唆する所見

- ・アルコール臭がある
- ・多発外傷
- ・頭痛・嘔吐
- ・意識状態の変動
- ・上記に加えて痙攣がある

このような場合、頭部CTを撮影しながら脳外科医に連絡をする（➡専門医コールポイント）。出血が外傷性くも膜下出血か急性硬膜外血腫か急性硬膜下血腫か、究極的には、わからなくてもCTでどこか白ければ出血であり、その診断の細分類は脳外科に任せたっていい。脳外科医のいる病院ならコールし、いないなら速やかに脳外科手術のできる病院へ連絡・搬送する。

急性硬膜外血腫の典型像は若年男性で、短時間の意識消失後、意識清明期があり、会話ができるが、再び意識障害となるパターンである。可及的速やかに血腫除去術を行わないと死亡率が高い。非典型的な経過も多く、半数以上で意識消失がない。10%ほどが遅発性で、頭痛・嘔吐・痙攣・神経局在症状が後からやってくる場合もある。高所転落や、猛者に殴られた、交通事故など高エネルギー外傷歴があったなどの経過、同日2度目の受診である、などあれば、初期診断を覆す気持ちで向き合わなければならない。頭部CTを撮影し、急性硬膜外血腫があれば全例に手術適応がある。

急性硬膜下血腫では意識清明期は通常ないとされている。高齢で、抗凝固薬内服は、急性硬膜下血腫のリスクとなる。受傷から4時間以内の手術ができるかで死亡率が著しく異なるため、やはり可及的速やかに脳外科医を呼ぶ、もしくは脳外科手術のできる病院へ搬送する（➡専門医コールポイント）。

さて脳外科医までの搬送に時間がかかる、あるいは外科医が来るまでに時間がかかる場合、内科医にできることは何もないのか。やむを得ず根本治療開始までに時間がかかる場合、カルシウム拮抗薬で低血圧を維持することがまずできることである。浸透圧利尿薬を用いると遅発性の硬膜外血腫のリスクになるため、頭部外傷の初期治療では利尿薬は用いない。利尿薬により頭蓋内圧が減少すると、自然のタンポナーデ効果が除されることで、出血してしまうと考えられている[8)]。

頭部外傷による頭蓋内出血に対するトラネキサム酸の有効性も報告されている。1万2,000名を対象としたランダム化比較試験では、受傷から3時間以内、軽症から中等症の頭蓋内出血の患者において28日以内の死亡率を減らした[12)]。さらに投与開始時間が早ければ早いほど有効であった。プラセボと比べて脳梗塞のリスクは増やさなかったということでトラネキサム酸の投与も考慮する。

またほかに内科医ができることは手術に備えた採血である。血液凝固異常の存在は、遅発性頭蓋内出血の原因となりうる。貧血の有無や血小板数、肝腎機能をチェックする。さらに頭部外傷はDICを合併しやすいため、PT-INRなど凝固系も同時にチェックする。

急性外傷性頭蓋内血腫患者を外科医につなぐまでに内科医ができること

- 高血圧があればカルシウム拮抗薬で降圧する
- 利尿薬は使わない
- 受傷から3時間以内で禁忌がなければトラネキサム酸投与
- 赤血球・血小板数チェック
- 血液凝固能（PT、APTT、D-dimer、fibrinogenなど）チェック
- 肝腎機能チェック

3）慢性硬膜下血腫

慢性硬膜下血腫は派手に転倒したなど、頭部外傷の受傷その日から、受傷後3か月後程度の期間、いずれでも出現してくる。頭部外傷歴がはっきりする患者は、全体の半数以下ともされている[8]。貯留液は凝血せずCTで一部が高吸収で等吸収から低吸収など濃淡がある。貯留液が透明な場合には硬膜下水腫と呼ばれる。

神経所見に変動があるのが特徴的である。まるで一過性脳虚血発作のように、例えば家で右手を全く動かさなかったので家人が病院に連れてくると、外来では挙手ができたりして、家人がばつの悪そうな顔をする。しかしこれで、「よかったね」と帰宅はさせられず、疑った場合には頭部CTで確かめる。一過性脳虚血発作を疑ってMRIを撮影して、血腫が見つかり、出血をより正確に把握するためにCTを撮り直す場合もある（図8-1）。

症状が変動するため、家庭では麻痺があっても診察室では消えていることがある。そのような時に慢性硬膜下血腫の存在を疑いCT撮影につなげるにはどうすればよいだろうか。答えは、慢性硬膜下血腫のリスクを知っておくことと思われる。

慢性硬膜下血腫を示唆する臨床所見

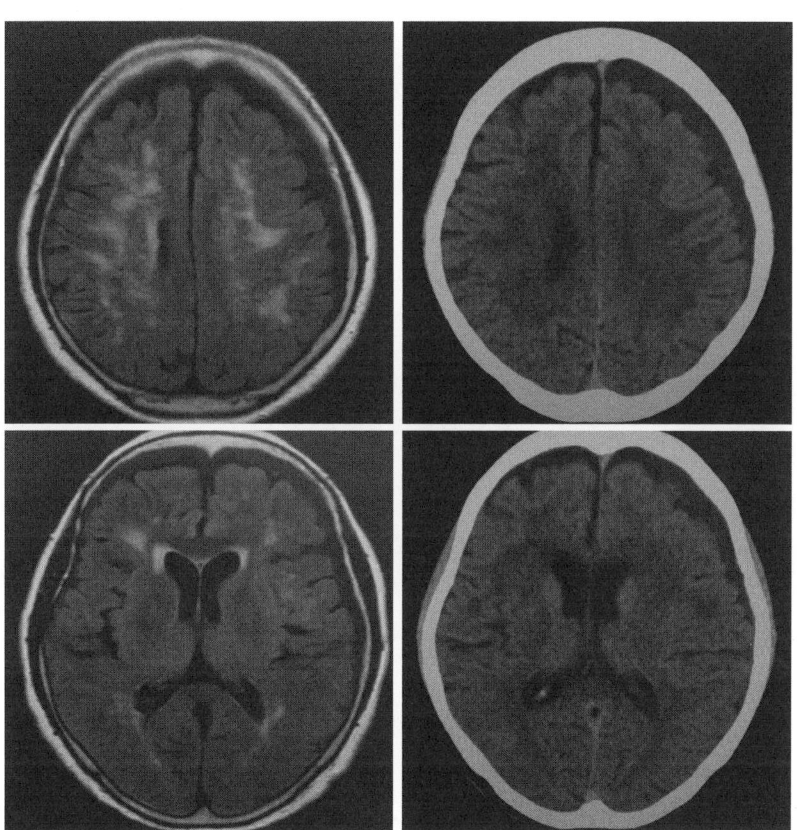

図8-1　**慢性硬膜下血腫のMRIとCT**
左列上下がMRI、右列上下がCTである。MRIのT1とT2では血腫の同定は不可能だったがここに示したFLAIRでは左前頭部を軽度圧排する慢性硬膜下血腫がかろうじて同定できる。血腫の検出にはMRIよりCTが優れているためCTを撮り直すとさらにはっきりと示された（右列）。本例では正中偏位はなく手術適応はないので方針は「経過観察」となる。

・顔面に皮下血腫がある（頭部外傷歴）
・高齢者
・常習飲酒者
・抗血小板薬・抗凝固薬内服
・血液凝固異常
・パーキンソン病、脊髄小脳変性症、片麻痺など（外傷時に受け身のとれない患者）
・るいそう、偏食歴（ビタミンC含む低栄養）

手術は穿頭ドレナージが一般的である。血腫が20％ほどドレナージされれば症状は改善していくとされ、術後に画像上、あまり減らないこともある。手術直後に血腫が減らなくても数か月で改善していく。つまり術後の経過は画像ではなく臨床所見が目安となる。

慢性硬膜下血腫で意識障害に至るには、血腫による脳の圧排が両側大脳もしくは脳幹に及ぶ場合のほかに、血腫の貯留は軽度であっても変動する意識障害が起きる場合がある。手術後に神経症状が改善しなかったり、遅発性に悪化していく群もまた～15％ほどある[13, 14]。

この、手術後に臨床症状に改善がない慢性硬膜下血腫は、慢性硬膜下血腫というコモンディジーズの10人に1人の頻度であるが、現場であまり知られていない。術後に臨床症状に改善がないと、「もともと歩けなかったんじゃないの、あとよろしく」と総合内科や脳神経内科に任されることも多い。一つの疾患の10人に1人という頻度で起こる状態の共通パターンに臨床経験から気付くためには、豊富な症例数の経験が必要だ。病歴では転倒したある日を境に発症していることが確認されても、もとにパーキンソン病など変性疾患があったんだと解釈されていることもある。パーキンソン病の姿勢反射障害によって受け身がとれないことは、慢性硬膜下血腫のリスクになることもあり、ここはどちらなのか、患者ごとに個別の判断を要する。

また、硬膜下血腫は症状が変動することが特徴の一つであり、術後に改善がないケースに一過性脳虚血発作と診断され抗血小板薬が開始されることもある[14)]。脳波を確認して、棘徐波などがあれば、てんかんと診断されることもある[15)]。私自身も、慢性硬膜下血腫術後に改善のない「術後パーキンソン病」へのL-dopa投与継続や、「術後てんかん」への抗てんかん薬投与をしていたことが思い起こされる。

しかしある論文には、こうした術後に改善しない慢性硬膜下血腫、さらには術後に進行性に神経症状が悪化する慢性硬膜下血腫での予後不良因子は「抗てんかん薬使用」であると報告されていた[15)]。よかれと思ってやっていたことが間違っていたとは。何も投薬しないで経過を見たほうが結果として予後がよいという。

術後に改善しない慢性硬膜下血腫では何が起きているのかを留置電極で調べた論文では、焦点てんかんや無痙攣性てんかん重積ではなく、皮質拡延性脱分極（片頭痛では皮質拡延性抑制と呼ぶ）ではないかとされていた[13)]。てんかんよりずっとゆっくりとした大脳皮質の機能性活動低下である。この病態生理に対しては、ケタミンもしくはトピラマート、つまりNMDA受容体拮抗薬が治療薬候補と考えられると考察されていたが、治療については今後の課題である。少なくとも現時点で言えることは、抗てんかん薬を使用せず、リハビリ病院への転院を進めていくべきだということだ。

参考文献

1） Feigin VL, et al. Global and regional burden of stroke during 1990-2010: findings from the Global Burden of Disease Study 2010. Lancet. 2014; 383: 245-255.
2） 日本高血圧学．さあ、減塩！～減塩・栄養委員会から一般のみなさまへ～ https://www.jpnsh.jp/general_salt.html
3） 厚生労働省．国民医療費の概況．https://www.mhlw.go.jp/toukei/saikin/hw/k-iryohi/19/index.html
4） 日本生活習慣病予防協会．生活習慣病の調査・統計．https://seikatsusyukanbyo.com/statistics/2019/009999.php
5） Durant E, et al. Characteristics of patients with an abnormal Glasgow Coma Scale Score in the prehospital setting. West J Emerg Med. 2011; 12: 30-36.
6） Schmit WU, et al. Causes of brain dysfunction in acute coma: a cohort study of 1027

patients in the emergency department. Scand J Trauma Resusci Emerg Med. 2019; 27: 101.

7) Li J, et al. Early consciousness disorder in acute ischemic stroke: incidence, risk factors and outcome. BMC Neurol. 2016; 16: 140.

8) Greenberg MS. 黒岩俊彦, 監訳. グリーンバーグ脳神経外科ハンドブック. 原著6版. 金芳堂, 2007.

9) 日本脳卒中学会脳卒中医療向上・社会保険委員会静注血栓溶解療法指針改定部会. 静注血栓溶解（rt-PA）療法適正治療指針第3版. 2019年3月.
https://www.jsts.gr.jp/img/rt-PA03.pdf

10) Schmahmann JD. Vascular syndromes of the thalamus. Stroke. 2003; 34: 2264-2278.

11) Mohamed MS, et al. Assessment of the effect of amantadine in patients with traumatic brain injury: a meta-analysis. J Trauma Acute Care Surg. 2022; 92: 605-614.

12) CRASH-3 trial collaboration. Effect of tranexamic acid on death, disability, vascular occlusive events and other morbidities in patients with acute traumatic brain injury (CRASH-3): a randomized, placebo-controlled trial. Lancet. 2019; 394: 1713-1723.

13) Mohammad LM, et al. Spreading depolarization may represent a novel mechanism for delayed fluctuation neurological deficit after chronic subdural hematoma evacuation. J Neurosurg. 2021; 134: 1294-1302.

14) Iorio-Morin C, et al. Spreading depolarization in chronic subdural hematoma. J Neurosurg.
https://thejns.org/downloadpdf/journals/j-neurosurg/aop/article-10.3171-2020.6.JNS202185/article-10.3171-2020.6.JNS202185.pdf

15) Blaauw J, et al. Transient neurological deficit in patients with chronic subdural hematoma: a retrospective cohort analysis. J Neurol. 2022; 269: 3180-3188.

第9章 髄膜炎・感染性脳炎

1　髄膜炎について

1) 髄膜炎概要

髄膜炎には細菌性、結核性、真菌性、無菌性髄膜炎、髄膜癌腫症（癌の播種性転移）などがある（表9-1）。無菌性髄膜炎にはウイルス性髄膜炎、薬剤性髄膜炎、全身の炎症性疾患に伴う髄膜炎が含まれている。無菌性髄膜炎では髄液検査で細胞数上昇は軽度から中等度にとどまり、髄液糖の減少を伴わない。無菌性髄膜炎を併発する炎症性疾患には、サルコイドーシス、全身性エリテマトーデスのほか、Vogt-小柳-原田病、菊池病、ベーチェット病、家族性地中海熱など多岐にわたる全身性疾患が挙げられる[1-4]。薬剤性髄膜炎は頭痛薬の使用で惹起されることも多く、頭痛の治療中に亜急性に増悪し発熱を伴い始める場合に疑う。

約1,000例の髄膜炎を調査した小児科の論文では90％は無菌性髄膜炎であったと報告されている[5]。無菌性髄膜炎は現段階で様々な原因による同一症状・類似所見への複合的・暫定的診断であることもあり、このように比較的頻度の高い疾患である。炎症が髄膜に限局し脳炎に至らなければ、症状は頭痛・発熱・嘔気嘔吐にとどまり、その多くが意識障害をきたさない。

髄膜炎の臨床診断確定は髄液検査結果による。しかし、意識障害をきたす細菌性髄膜炎やヘルペス脳炎は極めて緊急性の高い疾患であり、通常、細菌やウイルスの同定を待たずに治療を開始する。可及的速やかに治療を開始するかどうかで予後が異なってくるためである[6]。検査結果は後で抗菌薬の感受性の確認や抗ウイルス薬の必要性の評価を行って、治療をより特

表9-1　**各種髄膜炎の診断**

	髄液細胞数	髄液蛋白	髄液糖	診断的検査・所見
細菌性髄膜炎	4桁以上 (多形核球)	+++	検出感度 以下	髄液グラム染色・ 培養
ウイルス性髄膜炎	1～2桁	+	低下しない	髄液ウイルス PCR検査
結核性髄膜炎	2～3桁	++	血糖比 50%未満	塗抹染色、抗酸菌培養、 PCR検査
真菌性髄膜炎	2桁	+	低下	墨汁染色、培養
髄膜癌腫症	1～2桁	++	低～検出 感度以下	髄液病理細胞診
全身炎症性疾患に 随伴する髄膜炎	2～3桁	+++	低下しない	全身検索・病理・ 遺伝子検査など
薬剤性髄膜炎	2桁	+	低下しない	薬剤中止で改善

化させるために用いる。週に1度の非常勤脳神経内科医へのコンサルトや脳神経内科への転院搬送を待つ時間もない。内科医はすべからくそれぞれの症候学をなんとなくでも把握し、速やかに治療を開始する。

2）無菌性髄膜炎

471例の無菌性髄膜脳炎のうち原因ウイルスが同定されたのは145例(30%)だったという報告がある[7)]。ウイルス性髄膜炎の原因ウイルスはアデノウイルスやエンテロウイルスが多い。これらのウイルスの咽頭および結膜のぬぐい液でのPCR検査は行われているが、現在髄液検体での検索は研究室ベースでの検査となっている。一方ヒトヘルペス属ウイルスのHSV-1とVZV（varicella zoster virus、帯状疱疹ウイルス）の髄液中のDNAは商業ベースでPCR検査が可能であり、通常診療で確定診断が可能である。ヒトヘルペス属ウイルスによる髄膜炎・脳炎・脊髄炎の頻度は先の論文では無菌性髄膜脳炎中で15%だった[7]。

無菌性髄膜炎の治療は基本的には対症療法と経過観察である。熱が高く頭痛が強い場合に、解熱鎮痛薬を用いる。解熱鎮痛薬による薬剤性髄膜炎の場合はクーリングのみで経過をみる。嘔気嘔吐が強く食事がとれない場合に補液を行う。1日でおさまらない場合には点滴からのビタミン補充や栄養補充も行う。この時、最も重要なことは、無菌性髄膜炎という暫定診断がついた時点で診断を終了するのではなく、経過による追加情報に注意を払う。単相性であったり結膜炎や腸炎も合併すればアデノウイルスやエンテロウイルスだったり、解熱鎮痛薬を再開する度に悪化するならば薬剤性であったり、頸部リンパ節がボコボコに腫れてくるならば菊池病であったりする。全身の炎症性疾患に伴う髄膜炎の場合、初発症状が髄膜炎であっても、炎症の進行で多発神経炎を合併したり[1]、数年の後に関節炎や皮膚症状やリンパ節腫大がとらえられ診断につながることがある。時間が診断を連れてくるのだ。特に薬剤性の場合には経過を見極めることが再発予防につながる。

また、原因がヘルペス属ウイルス感染の場合は髄膜炎にとどまらず、徐々に脳炎や脊髄炎を引き起こし異常行動や意識障害、局在症状、あるいは皮疹が出てくる。ヘルペスのほかに、抗NMDA受容体脳炎やMOG抗体関連疾患などの自己免疫性脳炎もまた、初期診断が無菌性髄膜炎である場合がある。無菌性髄膜炎に対し慎重な経過観察を要する理由である。

3) 細菌性髄膜炎

細菌性髄膜炎の多くは頭痛・発熱に続いて比較的急性に意識障害が出現し搬送受診する。起炎菌が珍しいものでは、数週単位、亜急性に進行する場合もあるが、肺炎球菌など典型的なものであれば、数日、場合によっては1日のうちに意識障害に至る。よって、同居人がいればこうした病歴聴取が可能であるが、意識障害として搬送受診し病歴がとれない場合もある。診察で項部硬直やケルニッヒ徴候、ブルジンスキー徴候がみられ、発熱・頻脈があり、頭部画像でくも膜下出血などの画像異常を伴う頭蓋内疾患を否定した場合に強く疑う。速やかに髄液検査を行う。細菌性髄膜炎の重症例では腰椎穿刺をした瞬間に、白血球を多量に含む真っ白な髄液が噴き出してくる。すぐに腰椎穿刺ができない状況下では、細菌性髄膜炎を強く疑った時点でペニシリン耐性肺炎球菌（peniciline-resistant *Streptococcus pneumoniae*）とメチシリン耐性ブドウ球菌（methicillin-resistant *Staphylococcus aureus*：MRSA）をカバーできる抗菌薬を投与する。肺炎球菌に関しては尿の肺炎球菌抗原検査である程度存在を推定できる。あらかじめ抗生物質が投与されていると、後に髄液検体の培養でも細菌の同定が難しくなってしまうわけだが、それでもできるだけ早く治療を開始することが優先される。致死率は治療をもってしても15～20%前後である[6,8)]。

「できるだけ早くってどれくらいなのだろう？」という疑問に回答した論文がある。オーストラリアとデンマークとイギリスの病院で治療した659例の市中感染性髄膜炎では、搬送受診から抗菌薬投与開始までに2時間以上かかると死亡率は倍になった[6)]。また、生存がかなっても、治療開始までに3時間以上かかると神経学的な後遺症をのこす確率が増加した。Door to treatmentに求められる時間が心筋梗塞へのカテよりは長いが、脳梗塞へのt-PAよりは短い。

離島であるなどで設備が整っていなければ、何はともあれ治療と投薬を優先する。専門医をコールしたり転院搬送を待っている時間はない。汎用されている治療薬例を以下に挙げた（詳しくはPDFが無料で公開されている『細菌性髄膜炎診療ガイドライン』を参照のこと）[9)]。

細菌性髄膜炎治療薬例

抗生物質投与10～20分前もしくは同時にステロイド投与

(既に抗生物質投与後ならばステロイドは投与しない)

デキサメタゾン0.15 mg/kg、6時間ごと×2～4日

ペニシリン耐性肺炎球菌に備えて

メロペネム6 g/日、もしくは髄液移行性の良いセフトリアキソン4 g/日×2週間

MRSAに備えて

バンコマイシン3 g/日併用

可能な限り腰椎穿刺を行って髄液を分析する。「細菌性髄膜炎スコア」というものがある[10)]。

細菌性髄膜炎を示唆する要素

髄液

グラム染色陽性、多形核白血球≧1,000個 /mm3、蛋白≧80 mg/dL

末梢血好中球≧10,000個 /mm^3

痙攣あり

髄液多形核球1,000個 /mm^3以上、髄液蛋白80 mg/dL以上は細菌性髄膜炎を予見する因子と報告されており、ほかに血中プロカルシトニン1.2 ng/mL以上、CRP 40 mg/L以上も挙げられている[5)]。

もちろん髄液の培養によって起炎菌が同定できれば一番正確で、後ほどの診断が混乱しないよう、できるだけ抗菌薬投与前に髄液採取を行うに越したことはないが、目安としてはそれで来院から2時間が経過してしまわないよう時間配分を気にかける必要がある。髄液移行性が良い抗菌薬を検体採取前に投与すれば、培養で菌の同定は不可能となる。しかし髄液に一度出た白血球や蛋白のクリアランスは遅いため、抗菌薬投与後の髄液検体であっても、上記の細菌性髄膜炎スコアなどから細菌性髄膜炎らしさを推定

することはできる。

日本では細菌性髄膜炎の起炎菌として成人では肺炎球菌が多く、乳幼児ではインフルエンザ菌 *Haemophilus influenzae* b型が最も多い。以前は日本で年間1,500例ほど細菌性髄膜炎が発生していると推定されていた。その後の高齢者への肺炎球菌ワクチン普及、乳児への肺炎球菌およびインフルエンザ菌b型ワクチン（いわゆるHibワクチン）普及によって、発生数は減少していると推測されているが疫学データはないとのこと[9]。なお、アメリカでは幼児へのHibワクチンが普及してから、細菌性髄膜炎の発生は55%まで減少した[8]。

市中感染での起炎菌は前述の2つが多いが、慢性消耗性疾患（慢性心不全、慢性呼吸不全、肝硬変など）や免疫不全状態の患者（進行期の癌、コントロール不良の糖尿病含む）では起炎菌が異なり、ブドウ球菌、レンサ球菌、緑膿菌が主に挙げられる。特に、水頭症に対する脳室腹腔シャントや慢性硬膜下血腫に対する脳室ドレナージなど外科的侵襲処置後に起きる場合には、ブドウ球菌が半数以上を占め、MRSAを含む耐性菌が主である[9]。

なお、新生児では起炎菌は大腸菌、B群レンサ球菌が多い。成人で稀な起炎菌にリステリア菌があり、髄膜炎菌はさらに稀であると細菌性髄膜炎のガイドラインに記載がある。髄膜炎菌による感染症は髄膜炎のほか、敗血症も起きるがこれが発症日に死の転帰となるような劇症型の経過をとる。補体欠損や脾臓摘出後は重篤な症状および致死的経過のリスクとなる。日本では現在、年数例の発生が報告されるにとどまるが、近年様々な自己免疫疾患に対する生物学的製剤による治療が広く行われるようになり、こうした稀な細菌による感染症の可能性にも常に注意を払う。例えば脳神経内科領域では特に重症筋無力症や視神経脊髄炎の治療に抗C5補体モノクローナル抗体製剤を用いている。髄膜炎菌に脆弱になるためあらかじめ投与開始前に髄膜炎菌ワクチン接種を行ったうえで、発熱した際に速やかに内服できるようシプロフロキサシン500 mgなどを常時持ち歩くよう準備している。

なお、髄膜炎菌感染症は日本では少ないが、アフリカに多発地帯があり、地理的および経済的結び付きのある欧米ではまとまった数の発生がある。先のオーストラリアとデンマークとイギリスの分析では、起炎菌の割合は肺炎球菌が54%で最多で、髄膜炎菌が16%と2番目に多い[6)]。我々は現在、おそらく未曾有の大グローバル時代を生きており、COVID-19が局地から各国で輸入感染症として広まりパンデミックに至ったことは記憶に新しい。輸入感染症としていつどのような感染症エンデミックが起きてもおかしくはない。髄膜炎菌は治療にあたる医療スタッフへの感染もあるため、欧米では髄膜炎自体が非常に恐れられている。……どこで得た知識だったか。アメリカの医療ドラマ『Dr. HOUSE』(FOX制作、2004～2012年)だったかもしれない。Googleで検索をすると製薬会社作成のパンフレットに医療スタッフへの感染事例がまとめられていた。アメリカでは髄膜炎全例に厳格なスタンダードプリコーションを適用する。

日本でももちろん標準予防のために行っているはずだが、日常診療で、髄膜炎疑いの患者の問診・診察・検査を行う際に、ガウンとアイガードを全例で装着しているだろうか。なお、COVID流行後である執筆時点は、全診察時にアイガードとサージカルマスクを装着している。今後は少なくともこのスタイルが標準となるかもしれない。

また、髄液採取後、後からPCRや自己抗体の検査が追加できるように予備の髄液検体を冷凍庫で臨時に保存することはよくあるが、その検体の保管は慎重だろうか。冷凍庫での保管(温度差でキャップが外れないかどうか)や、冷凍庫と冷蔵庫そのものの取り違え(医局員の飲み物用の冷蔵庫にうっかり入っていたり)にはくれぐれも気を付けるべきである。

4)結核性髄膜炎・真菌性髄膜炎

結核菌 *Mycobacterium tuberculosis* もれっきとした細菌であるが、結核はかつて「結核予防法」でそのほかの感染症と別の法律の下で管理されていた歴史があり、分けられている。現在は感染症法の2類感染症である。全例届け出の義務があり、発生数の報告がある。世界の結核流行地として思い浮かべるのは東南アジアやアフリカだが、日本は2020年まで長年、結核の「中蔓延国」であった。今でも出合う疾患である。

特に都市部や港町では局地的に高い発生率をみている。欧米からは日本からの輸入感染症としての結核が警戒されている。古いデータで恐縮だが結核性髄膜炎は2009年には171例の新規登録があったとのことで[11)]、仮に細菌性髄膜炎が近年のHibおよび肺炎球菌ワクチン普及でアメリカ並みに減らせているとすると年間800例で、結核性髄膜炎はその1/5程度とさらに頻度が低い。

症状は亜急性に始まる意識障害が5日以上継続し、体重減少、就寝中の発汗過多などで疑う。咳嗽に注意する。採血で軽度の低ナトリウム血症を伴いやすく、髄液検査では、細胞数は10～500/mm^3、単核球優位、蛋白上昇は著しく100 mg/dL以上、髄液糖減少が軽度、同時採血の血糖値に比較して50%未満を呈する[11)]。

髄液アデノシンデアミナーゼ（adenosine deaminase：ADA）上昇は診断の補助になるが特異的ではない。カットオフ値は諸説あるが、だいたい髄液ADA値10 IU/L前後から、症例カンファレンスで教授たちが険しくなる。日本感染症学会による『感染症クイック・リファレンス』という便利なサイトがある[12)]。それぞれの感染症について短く的確にまとめられており、ベッドサイドでの確認にも優れている。そこに、髄液ADAのカットオフ値として、結核流行地では9.5 IU/L、非流行地では11.5 IU/L程度という目安が文献から引用されていた。国内の流行状況に著しいばらつきがあるため、地域の流行状況に応じて検討すべきと考える。厚生労働省の2019年結核登録者情報調査年報集計結果がネットに公開されていたので参照すると、2019年に新規登録された結核患者は22%が医療従事者で、無職臨時日雇い労働者19%、外国生まれ11%、糖尿病罹患14%、HIV陽性0.2%だったと報告されていた[13)]。頻度の低い疾患や施行頻度が限られている検査の解釈で特に気を付けることに、陽性という検査結果に対する偽陽性の確率（陽性尤度比）を考慮しなければならない。結核の場合、流行状況および属性によってカットオフ値の解釈をすべきと考える。

結核性髄膜炎および結核腫は脳底部が好発部位であるため、髄膜刺激徴候が陽性に出やすく、脳神経麻痺の合併も多い。抗結核薬4剤および直前からのステロイド投与、治療薬によるビタミンB6不足に対する補充を速やかに開始する。治療は数か月に及び、それでも死の転帰や重篤な後遺症をのこす可能性がある。疑った時点で結核病床を有する専門病院への相談・紹介が推奨される（➡専門医コールポイント）。

真菌性髄膜炎の多くは後天性免疫不全症候群や臓器移植後など免疫不全状態や外科的侵襲手技の後、血行性に播種され中枢感染症として発症する。世界的には先進医療の発展で免疫不全症が増えた結果真菌性中枢感染症も増え、最多の病因真菌はクリプトコッカス *Cryptococcus neoformans* とされている[14)]。抗結核薬同様、抗真菌薬も薬剤性肝障害やアレルギーが出やすく経験が豊富で原疾患に対する多科連携が行える専門病院での治療が望ましい（➡専門医コールポイント）。

2　単純ヘルペスおよび帯状疱疹ウイルス中枢神経感染症

1）ヘルペス脳炎

ヒトヘルペスウイルス属は8種あり、乳幼児期の初期感染後はヒトの神経細胞内に潜伏して共存している。Herpes simplex virus（HSV-1）は、ほぼ全人類が保有していると考えられているありふれたウイルスである。宿主であるヒトの免疫状態などの変化があると、HSV-1は潜伏している神経

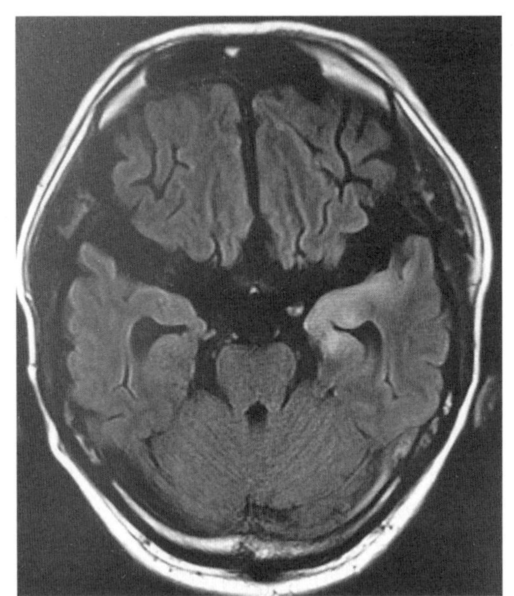

図9-1　**ヘルペス脳炎の典型病変の画像**
左右非対称性に側頭葉内側にFLAIR高信号化を認める。

細胞を伝って皮膚の表面まで出てくることがあり、それは口唇ヘルペスとして口唇の水疱や痛みを引き起こす。皮膚の表面ではなく脳細胞の内部へ再活性化することもある。HSV-1の複製およびそれに対する炎症の惹起は前頭葉眼窩面や側頭葉および脳幹が好発部であり（図9-1）、ヘルペス脳炎ではこの部位の傷害による症状、すなわち易怒性、混乱、失語、傾眠、意識障害が起こる。炎症が皮質に及ぶと痙攣が引き起こされる[15)]。発熱・頭痛が先行および随伴する。抗ウイルス薬を使用しても致死率が2割と高い。生存しても、意識障害、脳局在症状、痙攣などの重篤な後遺症をのこす確率が8割と高い。

前述の症状に、頭部CTやMRIで左右差の目立つ側頭葉および前頭葉下部、脳幹病変を認める場合に髄液検査で単形核球優位に細胞数上昇を認めることが多い。その数は1～3桁と幅がある。細菌性髄膜炎より細胞数上昇が少なく、細菌性髄膜炎や癌性髄膜炎と異なり、髄液糖の減少はない。髄液のHSV-1 DNAのPCR検査を診断確定および否定に用いる。脳波ではperiodic lateralized epileptiform discharges（PLEDs）が見られるとされているが出現頻度は高くなく特異的でもなく、脳波がヘルペス脳炎の診断のきっかけになることは、あまりない。脳波は抗痙攣薬投与の検討や予後の推測に用いるが、脳波検査が治療開始を遅らせる要因になってはならない。「脳波検査ができない施設なので転院搬送する」ということがあっても、転院が即座に行えないならば、転院前に治療を開始する。

治療は日本のヘルペス脳炎診療ガイドラインでは、ステロイドの静脈投与に続いて、アシクロビルなどの抗ウイルス薬を1日3回、1時間以上かけて点滴静注する。髄液中のHSV-1 DNAのPCRが陽性の場合には14日間の投与を行う[16)]。搬送時に脳幹浮腫が強すぎることで脳ヘルニアを回避するため腰椎穿刺を行わなかったなど髄液検査を行っていない場合や、臨床経過も画像も典型像でありながらPCRだけが陰性であった場合にも、重篤な肝腎機能などの禁忌がなければ14日間の投与を行う。意識障害などはなく、頭部画像所見も陰性で、髄液検査が無菌性髄膜炎を示唆するパターンで念のために抗ウイルス薬を開始した場合には、PCRの結果判明まで抗ウイルス薬を投与するが、結果が陰性であった場合には投与を終了する。

2）ヘルペス脳炎後数週間での意識障害再発

以前から、ヘルペス脳炎は抗ウイルス薬による治療で一度回復したにもかかわらず、2週間ほど後に、異常行動や意識障害を呈する例があることが知られていた。近年、この2度目の脳炎に関しては、ヘルペス脳炎で誘発された抗NMDA受容体脳炎であることがわかってきた[17)]。数週後に起きる2度目の脳炎に対しては、抗ウイルス治療ではなく、ステロイドパルス療法や免疫グロブリン大量静注療法などの免疫学的治療を行う（➡専門医コールポイント）。

なお、抗NMDA受容体脳炎では、頭痛と発熱といった無菌性髄膜炎症状で発症する場合がある。炎症が脳に及ぶと、精神症状が出現するが、それと引き換えに頭痛の訴えがなくなるということが報告されている[18, 19]。ケタミンやフェンシクリジンなど除痛作用を持つ麻酔薬はNMDA受容体拮抗薬として受容体機能を低下させ除痛作用を発揮するが、抗NMDA受容体脳炎では病因抗体によって受容体機能が低下し、天然の除痛作用が発揮されると考察されている[18, 19]。また抗NMDA受容体脳炎の前駆である頭痛は、頭蓋内圧亢進を伴いにくいためウイルス性髄膜炎と比べて嘔気・嘔吐が少ない[19]。このように、病態生理を理解していれば、それぞれの炎症の主座が髄膜なのか脳なのか脊髄であるのかがわかり、次に行うべき検査がウイルス遺伝子のPCR検査なのか自己抗体なのかの目処がつけられる。

3）帯状疱疹に伴う脊髄炎・脳血管炎

帯状疱疹ウイルス（varicella zoster virus：VZV）もまたヒトヘルペスウイルスであり、乳幼児期の初期感染後、感覚神経節内に潜伏して共存している。宿主の免疫状態などにより再活性化すると、潜伏している神経節から軸索を伝って皮膚に出てくるため、デルマトームに沿って皮疹ができる。疼痛が数日先行する。春先に多いとされている。

なお、ほかに春先に多い神経疾患に破傷風がある。帯状疱疹も疼痛のみの段階での診断は非常に難しく、来院初日で診断できないことが多い。破傷風も開口障害や背中の硬直などが数時間から数日かけて進行するため早期診断が難しい。カレンダーが3月を示していたら（2～4月の間は）特に、体の激痛を訴えて焦燥感のある患者には帯状疱疹を疑う。3月に土仕事をする糖尿病の患者が「何か顎がこわばるような気がする」とつかみどころのない内容を訴えた時は破傷風のもとになるような外傷歴を検索すべきである。そしてその時点で診断がつかない場合には、翌日以降に状態が変わる可能性があること、その場合すぐ来院するよう説明する。また、2日連続で来院した場合には、「だから昨日痛み止め出したよね！」と帰宅を促すのではなく、診察をし直して所見の変化や、特徴的所見を積極的につかみ取りにいく。

皮疹が出る前の帯状疱疹の患者は、訴えは疼痛だけなのだが、何か切迫したような、あるいは威圧的とでもいうのか、振り返ってみると易刺激性を呈していることが多い。「どうしてこんなに怒っているのだろう」という感慨も診断に寄与しうる神経所見なのだ。また、初回で診断がつかず、あるいは発赤を伴う水疱など皮疹が出ていたので診断がついて内服での抗ウイルス薬を処方した、あるいは最後まで皮疹は出なかった（zoster sine herpeteと呼ぶ）が症状分布や経過から帯状疱疹と診断した場合、帰宅後の夜間の疼痛増悪は必発である。夜間に救急外来にもう一度受診したり電話がかかってくることが多いので、あらかじめ、夜間の疼痛が必発であることを説明し、その時に内服できる追加の鎮痛薬を処方しておく。また、夜間には疼痛の増悪とともに不眠となり、一晩中家の中をのたうち回ったり徘徊したり、せん妄を呈する患者も多い。

皮膚科で帯状疱疹の治療を開始したが頭痛がひどいため腰椎穿刺を行ったところ、髄液の細胞数上昇があり、髄膜炎の併発を考えるとして脳神経内科に依頼となることもある。VZVが潜伏する後根神経節は脊髄から出たすぐの場所にある。病態生理としては、VZVの再活性化によって神経伝いに広がる炎症（宿主の免疫の攻防）はこの後根神経節の前後に広がると推定されるため、髄液検査で細胞数上昇は、髄膜に炎症が及ばなくても伴ってよいと推察される。1960年代の古い文献に、帯状疱疹での髄液細胞上昇に関するデータがあった。頭痛はあるが髄膜刺激徴候がない帯状疱疹21例中8例（38%）で細胞数上昇を認めたというものである[20)]。同様の条件すなわち髄膜炎・脳炎・脊髄炎症状のない帯状疱疹で髄液検査を行った46例中21例で細胞数上昇などの異常があったという追試も1990年代にされている[21)]。帯状疱疹で細胞数が上がると解釈もできるが、90年代の論文では、サブクリニカルに中枢神経に炎症が及んでいる頻度が高いと解釈されている。

VZVは後根神経節から伸びる感覚神経軸索に沿って再活性化されるので基本は感覚症状、すなわち感覚鈍麻と疼痛である。しかし、皮疹のあるデルマトームの髄節やそれより前後する髄節の同側の筋力低下を呈する場合もある（➡専門医コールポイント）。この場合、後根神経節の炎症が、近傍の前根すなわち運動神経に波及した末梢神経炎か、もしくはさらに炎症が波及し脊髄炎が起きている。炎症範囲の把握には脊椎MRIを施行し脊髄内のT2高信号の有無を検索することが診断に有用である。予後は、一般に、その筋力低下が完全麻痺なのか不全麻痺なのか、末梢神経炎なのか脊髄炎なのかで異なる。脊髄炎であると改善に年余の時間がかかる。疼痛および皮疹が出現し、同時期に髄節性の麻痺を伴う場合には脊髄炎の併発と考え、内服から点滴での抗ウイルス治療に変更する。

帯状疱疹では、特に三叉神経節からのV1帯状疱疹の場合、遅発性にウイルス性脳血管炎をきたし、脳梗塞の原因となることもある。VZV血管炎をきたした場合にも治療は内服ではなく経静脈的に抗ウイルス薬を投与する[15)]。

参考文献

1) Toudou-Daouda M, et al. Unusual neurologic manifestations of Vogt-Koyanagi-Harada disease: a systematic literature review. BMC Neurol. 2022; 22: 44.

2) Kikuchi T, et al. Behcet's disease initially presenting with meningitis and sudden hearing loss. Inter Med. 2010; 49: 483-486.

3) Komagamine T, et al. Recurrent aseptic meningitis in association with Kikuchi-Fujimoto disease: case report and literature review. BMC Neurol. 2012; 12: 112.

4) Five cases of familial Mediterranean fever in Japan: the relationship with MEFV mutations. Inten Med. 2018; 57: 2425-2429.

5) Mintegi S, et al. Clinical prediction rule for distinguishing bacterial from ascetic meningitis. Pediatrics. 2020; 146: e20201126.

6) Eisen DP, et al. Longer than 2 hours to antibiotics is associated with doubling of mortality in a multinational community-acquired bacterial meningitis cohort. Sci Rep. 2022; 12: 672.

7) Lee GH, et al. Herpes simplex viruses (1 and 2) and varicella-zoster virus infections in an adult population with aseptic meningitis or encephalitis. A nine-year retrospective clinical study. Medicine. 2021; 100: 46 (e27856).
8) Thigpen MC, et al. Bacterial meningitis in the United Stetes, 1998-2007. N Engl J Med. 2011; 364: 2016-2025.
9) 日本神経学会 , 他監 . 細菌性髄膜炎の診療ガイドライン 2014.
10) Nigrovic LE, et al. Meta-analysis of bacterial meningitis score validation studies. Arch Dis Child. 2012; 97: 799-805.
11) 日本神経治療学会治療指針作成委員会 . 標準的神経治療 . 結核性髄膜炎 . 神経治療 . 2015; 32: 513-532.
12) 日本感染症学会 . 症状からアプローチするインバウンド感染症への対応 . 感染症クイック・リファレンス .
https://www.kansensho.or.jp/ref/d18.html
13) 厚生労働省 . 2019年結核登録者情報調査年報告集計結果について .
https://www.mhlw.go.jp/content/10900000/000661460.pdf
14) Góralska K, et al. Neuroinfections caused by fungi. Infection. 2018; 46: 443-459.
15) Gilden DH, et al. Herpesvirus infections of the nervous system. Nat Clin Pract Neurol. 2007; 3: 82-94.
16) 日本神経感染症学会 , 他監 . 単純ヘルペス脳炎診療ガイドライン 2017. 南江堂 , 2017.
17) Dalmau J, et al. An update on anti-NMDA receptor encephalitis for neurologists and psychiatrists: mechanisms and models. Lancet Neurol. 2019; 18: 1045-1057.
18) Tominaga N, et al. Prodromal headache in anti-NMDAR encephalitis: an epiphenomenon of NMDAR autoimmunity. Brain Behav. 2018; 8: e01012.
19) Ma C, et al. Emerging role of prodromal headache in patients with anti-N-methyl-D-aspartate receptor encephalitis. J Pain Res. 2019; 12: 519-526.
20) Gold E. Serologic and virus-isolation studies of patients with varicella or herpes-zoster infection. N Engl J Med. 1966; 274: 181-185.
21) Haanpää M, et al. CSF and MRI findings in patients with acute herpes zoster. Neurology. 1998; 51: 1405-1411.

第10章 自己免疫性脳炎

1 急性脳炎と自己免疫性脳炎

かつて急性脳炎は、ヘルペス脳炎などの感染性脳炎が否定されると原因不明の一群として、確立した治療法のない時代が長く続いた。痙攣や脳波異常があれば抗てんかん薬を用い、無呼吸が見られれば気管挿管し、脳浮腫に対してグリセリンやステロイドを投与してみるなど、その都度手探りの対症療法がそれぞれの施設で行われてきた。しかし、2007年、Dalmauらによって「卵巣奇形腫に関連した抗NMDA受容体抗体による傍腫瘍性脳炎」という新規の疾患概念が報告されたことを嚆矢に、診断と治療にパラダイムシフトが起きた[1)]。

当初、奇形腫に伴う傍腫瘍性神経症候群として報告されたこの抗NMDA受容体脳炎であったが、その後、腫瘍を伴わないものが半数を占めることが明らかになった[2)]。抗NMDA受容体脳炎は、統合失調症に似た精神症状が数日ほどで現れる。続いて運動症状やけいれん重積、意識障害を経て中枢性低換気や血圧変動などの自律神経障害をきたすという特徴的な経過を呈する。中枢性低換気期には呼吸停止による死亡例がある一方で、この時期を人工呼吸器で乗り切れば8割以上で、後遺症なく社会復帰できる。

抗NMDA受容体脳炎の報告後、NMDA型グルタミン酸受容体を標的とする病的抗体のほか、AMPA型グルタミン酸受容体、GABA B、GABA A受容体、LGI-1、CASPR2、ドパミンD2受容体など、神経細胞表面抗原に対する病因抗体による脳炎が相次いで報告された。これらの脳炎でみられる病因抗体は、神経細胞の特異な抗原に結合することで、それぞれ特徴的な神経症候群を呈する[3)]。15年前には考えられなかったことだが、今では急性脳炎の個別の臨床所見から、原因となるミクロの標的抗原が何かを推定できる時代にある。また、神経細胞表面抗原に対する抗体による自己免疫性脳炎は適切な治療を行って急性期を乗り切れば、予後がよい。

一方で、現時点で自己免疫性脳炎の一つと推定されているもののまだ病因抗体などが見出されておらず、様々な免疫的治療に抵抗を示し生命予後が不良であるそのほかの急性脳炎ものこされている。臨床症状の中に典型的な病型を見出し、病変が特異的な抗原によるのか、脳の広範囲に及ぶのか見極める臨床能力が求められている。

1) 疫学と臨床症状

神経細胞表面にあるイオンチャンネルや受容体に対する抗体による自己免疫性脳炎は自己抗体介在性脳炎とも呼ばれる。全年齢に起こりうるが、特に小児や若年成人に多い。以前は稀と考えられていたが、最近では比較的頻度が高い疾患群であることが認識されてきた。ヘルペス脳炎、急性散在性脳脊髄炎（acute disseminated encephalomyelitis：ADEM）に次いで頻度が高い脳炎である。さらに中でも抗NMDA受容体脳炎の頻度が最も高く、ICUに入院する若年成人の1%がこの脳炎であったという報告がある[4)]。脳神経内科のみならず総合内科、精神科、救命救急科など多彩な科にはじめに受診することも多く、早期診断のためには、こうした疾患があるということを知っておくことが重要である（➡専門医コールポイント）。

非常に症状が強い場合でも、適切な診断と治療によって多くの場合、完全な回復を目指すことができる[2)]。自己免疫性脳炎に共通して見られる症状として、幻覚・妄想などの精神症状、不眠、自殺企図や攻撃性などの行動異常、痙攣、記憶障害や言語障害などの高次脳機能障害、不随意運動や反復常同運動やジストニアなどの運動異常、血圧や呼吸・体温などの著しい変動をきたす自律神経障害、意識障害が挙げられる。すべての症状がはっきりとそろえば脳炎を疑うことは比較的容易である。しかしこれらの症状は単独で現れたり、病期によって後から加わったり、あるいは一部が潜在性であったりすることも多く、診断に難渋することも多い。随意とも不随意ともつかない反復常同運動にちょっとした幻覚・妄想という組み合わせであったり、変容する多彩な神経症状と解釈すると、心因性非てんかん性発作（psychogenic non-epileptic seizure：PNES）と診断され帰宅を促され、意識障害・けいれん重積に進行後に救急搬送受診となる場合もある。病初期に転換性障害、解離性障害と診断された抗NMDA受容体脳炎が報告されている[5, 6]。

2）自己抗体による自己免疫性脳炎の病型の違い

神経細胞の表面抗原つまり受容体やチャンネル、標識構造などの分布は脳の部位によって異なるため、それぞれの抗原機能のブロックもしくは増強を行う病的抗体の違いによって症状が異なってくる。抗NMDA受容体脳炎は頻度が高く知見の集積があるため、その非常に特徴的な経過に関して後述とした。

かつて血清学的分析からVGKC抗体陽性辺縁系脳炎と呼ばれたものは、現在、LGI-1抗体脳炎とCASPR2抗体症候群に分かれている。VGKCつまり電位依存性（voltage gated）カリウムチャンネルはLGI-1とCASPR2と複合体を形成し神経細胞膜で機能しているが、抗体の認識するエピトープの少しの違いで、LGI-1ではいわゆる辺縁系脳炎が起き、CASPR2では不眠や記憶障害のほか、末梢神経の興奮性亢進による有痛性筋痙攣や筋硬直など「Morvan症候群」と称される特徴的な症候を呈する[3]。LGI-1抗体による辺縁系脳炎の典型像は高齢男性、亜急性発症の記銘力障害、低ナトリウム血症合併である。傍腫瘍性神経症候群としての発症も多く、全身の腫瘍の検索も行うべきである。

抗GQ1b抗体による脳炎つまりビッカースタッフ脳幹脳炎は神経に豊富

に存在する糖脂質であるガングリオシドのうち、GQ1bに対する抗体による脳幹脳炎である。発症の1～2週前に*Haemophilus influenzae*などによる急性上気道炎や*Campylobacter jejuni*腸炎を先行感染エピソードとして有することも多い。侵入者である菌体の表面抗原とヒトの神経細胞表面（この場合GQ1b）との構造の類似（分子相同性）によってどちらにも反応する抗GQ1b抗体が誘導されると、急性上気道炎の改善後にGQ1bを発現している脳幹や動眼神経に炎症が起こり、眼球運動障害と意識障害が起きる。病態生理学的には、細菌とヒトとの分子相同性によって*C. jejuni*や*H. influenzae*感染に続発して抗ガングリオシド抗体が誘導される自己免疫疾患のギラン・バレー症候群およびフィッシャー症候群の亜型である[7)]。ビッカースタッフ脳幹脳炎とフィッシャー症候群は同じ抗GQ1b抗体が病因であるため、特に臨床徴候がオーバーラップし、ビッカースタッフ脳幹脳炎は中枢疾患でありながら腱反射が消失する。意識障害、眼球運動障害、失調が3徴として挙げられるが、そのほかに様々な程度でギラン・バレー症候群で起こりうる症状がオーバーラップするため、嚥下障害や四肢麻痺を合併することも多い。

AMPA受容体はNMDA受容体と同じ興奮性の神経伝達物質であるグルタミン酸の受容体であり、その作用ブロックで神経の興奮性の低下をきたす。また、GABAは抑制性神経伝達物質であり、GABA作動薬の代表はベンゾジアゼピン系薬剤である。よってGABA受容体のブロックは神経の異常興奮をもたらす。これらの受容体脳炎の頻度は現在までのところ、非常に稀と考えられている[3)]。働き盛りの年齢で、3か月ほどの間に亜急性に幻覚と前頭側頭型認知症のような脱抑制、攻撃性が出現し、精神疾患や薬物乱用などが疑われながらも頭部MRIで辺縁系脳炎所見を認めたという経過が典型像である。

D2受容体は言わずと知れた神経伝達物質ドパミンの受容体であり、そのアンタゴニストは代表的な統合失調症の治療薬である。反対にD2受容体

表10-1　**抗体の標的抗原と病型の違い**

標的抗原	頻度	病型	関連する併存 / 先行疾患
AQP4	++++	視神経脊髄炎	抗 SS-A 抗体などほかの自己抗体
NMDA 受容体	+++	精神症状、痙攣、異常運動	奇形腫・先行感染（HSV）
GQIb	+++	ビッカースタッフ脳幹脳炎（三徴：意識障害・眼球運動障害・失調）	先行感染（*H. Influenzae* など）
MOG	++	脳表脳炎（頭痛・痙攣）	脱髄疾患とオーバーラップ
GFAP	++	頭痛、精神症状、痙攣、意識障害	抗 NMDA 受容体抗体などほかの自己抗体、奇形腫
LGI-I	++	顔面上肢ジストニア様痙攣、記憶障害、低 Na 血症	胸腺腫
CASPR2	++	記憶障害、不眠、末梢神経興奮性亢進、神経痛	—
AMPA 受容体	+	記憶障害、意識障害	悪性腫瘍
GABA A 受容体	+	痙攣、意識障害、行動障害	胸腺腫
GABA B 受容体	+	痙攣、記憶障害、意識障害	肺癌
D2 受容体	+	パーキンソニズム・ジストニア・精神症状	—

のアゴニストはパーキンソン病やジストニアの治療薬である。よって D2受容体抗体脳炎はパーキンソニズムやジストニアを主にしながら精神症状など様々なドパミン関連症状が出現する（表10-1）。

3）抗 NMDA受容体脳炎臨床診断基準

冒頭に挙げた自己免疫性脳炎の代表的症状を満たし、さらに辺縁系脳炎と診断すべき群の中でも、抗 NMDA受容体脳炎はことさら特有の臨床症候・経過を呈することから、もう一段踏み込んだ臨床診断基準が提唱されている[8)]。

抗NMDA受容体脳炎の臨床診断に必要な所見

- 急性発症し急速進行性経過をとる（発症から3か月以内で極期）。
- 代表的な6症候を呈する
    1. 精神・行動異常
    2. 言語・発話障害
    3. 痙攣
    4. 異常運動
    5. 意識障害
    6. 自律神経障害・中枢性低換気
- 奇形腫の合併
  奇形腫合併例では上記のうち3症候を満たせば臨床的疑い診断とする。
- 検査
  脳波異常もしくは髄液異常の確認例では上記のうち4症候を満たせば臨床的疑い診断とする。
- 抗NMDA受容体抗体陽性
  上記6症候のうち1つ以上があり他疾患が除外され、髄液抗体陽性であれば臨床的確定診断とする。

(Graus F, et al. A clinical approach to diagnosis of autoimmune encephalitis. Lancet Neurol. 2016, 15: 391-404より改変作成)

現時点では8割が女性で、年齢は中央値21歳と若年者に多い[2)]。若年者の中でも18歳以下が4割弱を占める。12歳以下や45歳以上では男性の割合が多い。10代半ば以降および成人の抗NMDA受容体脳炎では、最初に精神症状が出現する。10代半ばは統合失調症の好発年齢とも重なるため精神症状以外が目立たない場合には特に注意が必要である。何の前触れもなくある日を境に急性に発症する点は典型的な統合失調症との鑑別点となる。統合失調症では内向性、非社交性、空想癖、突出した記憶力など少しだけ変わったところが幻覚妄想の発症よりも年単位で先行する傾向がある。10代以前の小児の抗NMDA受容体脳炎では精神症状よりも痙攣やジストニアなどの不随意運動が初発の割合が高いとされている。

こうした初発症状の現れる数日ほど前に、発熱、咽頭痛、頭痛などの感冒症状を呈することも多く、これらは先行感染もしくは前駆症状と考えられている。精神症状は具体的には、幻聴やさせられ体験、憑依・宗教的な内容の妄想などである。典型的な統合失調症とは異なり、幻聴だけではなく、幻視の訴えも多い。ある日突然、家にこもりがちになり、神の啓示を語り出す。突然の自殺企図や攻撃性がみられる場合もある。数日間眠らなくなるなどの極端な不眠も比較的特徴的な症状である。抑うつやアパシー、失感情など、気分障害とのオーバーラップもある。道具の使い方がわからなくなるなどの高次脳機能障害も呈する。

疾患概念確立前に全自然経過を記録した報告では、症状は病期によって異なり、前駆症状期、精神症状期、無反応期、運動過多期、漸次改善期という変遷があることが報告されている[9]。免疫治療を集学的に行うことをためらわなくてよい現在でも、同様の病期性変遷をたどる。頻度の高い疾患であり、長年診療を行ってきた医師は、この極めて特徴的な経過をたどりながら診断に至らなかったかつての症例に思い当たりがあるのではないだろうか。私自身も研修医の頃、疾患概念がまだ共有されていない時期に、救命できなかった症例を某科で経験している。両側卵巣は奇形腫によって児頭大に膨れ上がっていた。

前駆症状期、その後の精神症状期に続いて起こる無反応期には、無言・無動、姿勢の維持（カタトニア）、痛み刺激には無反応でありながら用手的開瞼に抵抗する（解離性昏迷・緊張病性昏迷）など統合失調症の陰性症状でみられるような所見を呈する。

続く運動過多期には口舌ジスキネジアやしかめ顔などの顔面・口部のジスキネジアや、踊るような動きや、身体を弓なりに反らせる運動（反復性の後弓反張）などの不随意運動・反復常同運動を呈する。この時期には脳炎であることを否定する余地はほぼない（➡専門医コールポイント）。鑑別には、先んじて起きた精神症状に用いた抗精神病薬による悪性症候群が挙げられる。不随意運動期には痙攣も混在し、病状の極期といえる。不随意運動の中では顔面・口部のジスキネジアが最も疾患特異性が高いとされている[10]。口唇やバイトブロックが噛みちぎられ、歯牙が抜け落ちるほどの激しい反復性の動きである。

この不随意運動期には血圧、脈拍、体温および呼吸が著しく変動する自律神経障害も併存する。中枢性低換気による呼吸停止から死亡の可能性があり、チアノーゼを伴う場合には即時、気管挿管・人工呼吸器管理を要する。人工呼吸器管理は1か月から長いと1年近くに及ぶ場合もある。免疫抑制薬や奇形腫の切除をしなくても、時期を過ぎると自然に改善し自発呼吸が戻り抜管できる例もある[9]。そして多くの例で、人工呼吸器管理がたとえ1年ほどにわたったとしても、漸次回復期の後には後遺症をのこさずに社会復帰できる。

4）診断に必要な検査

診断に必要な検査としてまず行うべきものは頭部MRI検査である。T2やFLAIRでの高信号化を検索する。しかしMRIではっきりとした異常が検出されない場合も多く、MRIで異常所見がなくても脳炎の除外はできない。

次に重要な検査は髄液検査である。髄液細胞数の上昇は8割で認める。逆に2割では髄液細胞数の上昇さえとらえることができない[11]。髄液蛋白質のみ上昇、オリゴクローナルバンドのみ陽性など軽微な異常であっても6症候の組み合わせがあれば、髄液の抗NMDA受容体抗体を検索すべきとされている。血清の抗NMDA受容体抗体は感度が低く、推奨されていない[8]。抗NMDA受容体抗体は日本では現在商業ベースで検査可能である。

補助診断としては脳波検査がある。徐波異常、てんかん性放電など様々な異常脳波が出現する。中でもextreme delta brushという特異的所見があれば診断的価値がある[12]。3～4 Hzほどの一定した徐波の持続で、よく見るとその徐波には鋸歯状つまりギザギザの速波が乗っかっている（図10-1）。

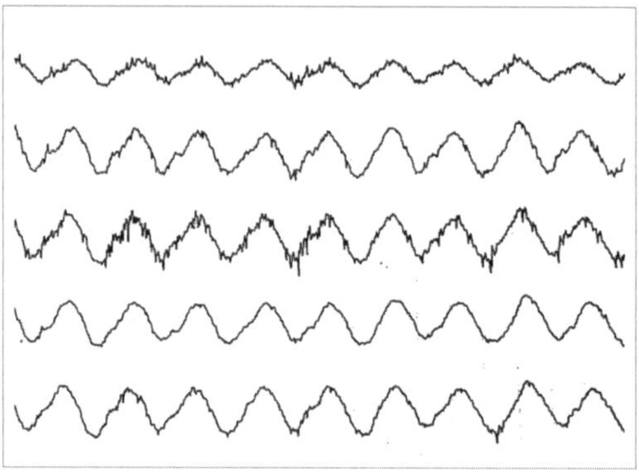

図10-1　**Extreme delta brush**
徐波の鋸歯状変化は非常に特徴的であり、脳波判読の専門家でなくても snap diagnosis できる。神経内科専門医やてんかん専門医でなくても脳波を見てみよう。

脳波の同期性の亢進をみていると思われる。

抗NMDA受容体脳炎の脳波では、意識障害や不随意運動が激しい時と脳波異常とが一致しないこともまた特徴として挙げられる。意識障害時に脳波が正常で、比較的意思疎通ができる時に徐波のバーストやてんかん性放電が見られる。第7章で述べた非痙攣性てんかん重積では、意識障害時に脳波異常が一致することが重要であった。それと逆である。頭部MRIも脳波も、検査というものは客観的証拠であるものの検査結果だけで独立して何かを言うには不足があり、臨床症状との組み合わせで判断する。

診断のみならず治療方針の決定に重要な検査に、全身のCT、MRI、エコーがある。成熟奇形腫があれば臨床症状との組み合わせで抗NMDA受容体脳炎の診断につながり、また奇形腫の切除は脳炎症状の治療に直結する。成熟奇形腫は卵巣にできる頻度が最も高いが、発生学的には脊索由来の腫瘍であり、卵巣以外では身体の正中にできやすい。縦隔腫瘍の代表的な原因の一つでもある。胸部外科ではおなじみの、気管穿破して髪の毛が咳とともに吐き出される症例は縦隔の成熟奇形腫である。頭部ではトルコ鞍近傍の腫瘍として知られ、背部では腰仙椎部の皮下にみることがある。抗NMDA受容体脳炎での奇形腫合併頻度は年齢性別によって異なり、20代女性では半数以上に卵巣奇形腫の合併がある。全体では腫瘍合併頻度は半数以下であり、さらに12歳以下の子どもや男性例では腫瘍合併頻度は6%と低い[2)]。

5）治療と予後

後遺症のない完全な回復を7～8割で見込める一方で、病状極期に中枢性低換気や意識障害に付随する肺炎や敗血症などの身体合併症が起これば致死的経過をとりうる疾患であり、治療をためらっている時間はない。死亡や重篤な後遺症をのこす群は2011年の報告で25%[13)]、2013年の報告で10%[2)]と、疾患の認知度の上昇に伴い減ってきているが、現在でも存在する。抗体検査は費用も高く、全施設で行えるわけではなく、また抗体検査が提出できたとしても結果判明までには2週間以上かかるので、ビタミンB1欠乏などと同じく、結果判明を待たずに治療を開始する。

第一に行う治療はステロイドパルス、免疫グロブリン大量静注療法、血漿交換である。これらを行いながら全身の腫瘍検索を行い、腫瘍が見つかれば速やかに切除する。腫瘍のある群では腫瘍切除は劇的な治療効果を示す。多量の抗てんかん薬と鎮静薬をもってしても止められなかった不随意運動が、腫瘍切除翌日には消失し、翌々日には抜管し何事もなかったかのような日常会話ができるまでに急速に回復した例の経験がある。ファーストラインの治療で1か月後に回復するのは半数とされている。

腫瘍がなく、ファーストラインの免疫治療に反応が乏しい場合には、もう一度ファーストラインの治療を行うという選択肢のほか、リツキシマブやシクロフォスファミドの有効性が報告されている[13)]。そのほかの免疫抑制薬の使用としてはアザチオプリン、タクロリムス、メトトレキサートなどで症例報告がある。なお、保険適応外の治療法に関しては病院の倫理委員会の承認を要する。完全治癒後に再発をきたすことが1割強ほどあるとされている[2)]。

2　自己免疫性精神病

自己免疫性脳炎の延長として近年、「自己免疫性精神病」という疾患概念が提唱されている[14)]。抗体陽性を確認した抗NMDA受容体脳炎の患者571名のうち、精神症状のみを呈した患者が23名（4%）含まれていたという報告がある[15)]。また反対に精神症状のみを呈し自律神経障害など脳炎らしさがなくとも抗NMDA受容体脳炎が含まれていたという報告や[16)]、初回の急性精神病エピソードで入院した59名のうち抗NMDA受容体抗体陽性は10%であったという報告など、知見が集積してきた[17)]。抗NMDA受容体脳炎のほかにも、抗GABA受容体脳炎なども精神症状が前景にあり統合失調症と区別がつかない病像を呈する。急性精神病に、無視できない割合で脳炎が含まれていることが認識され始めた。疾患群としてのスペクトラムのうち、呼吸障害を呈する群を最も重症として、精神症状単独の脳炎も亜型として存在することが見出されたのである。

「自己免疫性精神病」の概念は2020年にLancet Psychiatryに基本的な研究指針が表明されたところであり、疫学や臨床像の体系的な構築はまだ行われていない。統合失調症では、特定のHLA（human leukocyte antigen＝ヒト白血病抗原）がリスクとして見出され炎症性サイトカインの上昇が観察されるなど、免疫学的な発症要因の研究がこれまでも行われてきたが、この概念を端緒に、今後積極的に進められていくことになる。世界的に、20世紀半ばに精神科と脳神経内科とは分離したが、21世紀後半には再び合流するのではないだろうか。

DSMの隆盛によって世界的に診療の標準化が行われた一方で、多様な疾患概念は選別され、広く使われなくなった疾患概念がいくつかある。20世紀ドイツで提唱されたcycloid psychosis（類循環性精神病）もその一つである。「類循環」とは循環病すなわち躁うつ病のように寛解と再発を繰り返す統合失調症類似の精神病で、間欠期に人格的欠損を残さないという意味である。こうした後遺症をのこさない経過をとるcycloid psychosisと抗NMDA受容体脳炎とは、臨床像が重複していることから、cycloid psychosisの定義を満たした群から抗NMDA受容体抗体陽性例を見出したという報告がある[18)]。

日本の「非定型精神病」もそのような疾患概念の一つである。非定型精神病は、単相性もしくは再発寛解性で、統合失調症・気分障害・てんかん・ヒステリーのいずれの疾患ともオーバーラップし、急性発症する激しい運動発作のほか、発熱や血圧変動、呼吸停止など潜在的に致死的である自律神経障害を合併しながら後遺症をのこさない精神病のかつての名である。典型的な統合失調症と区別するために「非定型」と呼ばれてきた。非定型精神病と診断する根拠として脳波異常があることが知られてきた。DSM-IVで疾患概念が消滅したが、現在の目から見ればこれらの臨床像は抗NMDA受容体脳炎の病像に合致する[19)]。非定型精神病はICD-10では急性一過性精神病性障害、中でも急性多形性精神病性障害に多くの症例が該当する[20)]。つまり先行感染症状や疲労、ストレスなどに続発して、cycloid psychosisや非定型精神病、急性多形性精神病性障害の経過を呈する精神症状に対しては特に、積極的に抗体検査や傍腫瘍性神経症候群としての可能性を念頭に置いた腫瘍検索などを行っていくべきである。

3　そのほかの急性脳炎

治療抵抗性の意識障害を呈し、頭蓋内占拠性病変や代謝性病変が否定され、原因が不明な一群を、時に新規発症難治性てんかん重積（new-onset refractory status epilepticus：NORSE）と呼ぶ。Febrile-infection-related epilepsy syndrome（FIRES）も類縁疾患である。「てんかん」と呼んでいるが、痙攣や脳波異常が明らかでないものも含まれている症候群である。感冒症状や長引く発熱に続発するため、感染性脳炎もしくは先行感染から二次性に起きた自己免疫性脳炎の機序が推察されている。あるメタ解析は、1,300名以上の患者を含む200近い「NORSE」として報告された論文を分析し、髄液検査で細胞数上昇を認めたり腫瘍の合併があったり、後に抗NMDA受容体抗体を含む自己抗体が見出されたりするものが含まれていることを報告している[21]。抗NMDA受容体脳炎などの抗体陽性脳炎の疾患概念が確立した現在では、抗NMDA受容体脳炎に準じてファーストライン、セカンドラインと免疫学的な集学的治療を行っていく。その中で治療反応性に乏しく、検索しうる範囲の感染症やリンパ腫などの腫瘍、既知の抗体が陰性であった場合、現在でもNORSEと診断する。あらゆる治療に抵抗性で、死の転帰をとる、未だ解明されていない一群が存在することを付記しておく。

参考文献

1) Dalmau J, et al. Paraneoplastic anti–N-methyl-D-aspartate (NMDA)-receptor encephalitis associated with ovarian teratoma. Ann Neurol. 2007; 61: 25-36.
2) Titulaer MJ, et al. Treatment and prognostic factors for long-term outcome in patients with anti-NMDA receptor encephalitis: an observational cohort study. Lancet Neurol. 2013; 12: 157-165.
3) Dalmau J, et al. Antibody-mediated encephalitis. N Engl J Med. 2018; 378: 840-851.
4) Granerod ,J et al. Causes of encephalitis and differences in their clinical presentations in England: a multicentre, population-based prospective study. Lancet Infect Dis. 2010; 10: 835-844.
5) Caplan J, et al. Pseudopseudoseizures: conditions that may mimic psychogenic non-

epileptic seizures. Psychosomatics. 2011;52: 501-506.

6) Shimoyama Y, et al. Anti-NMDA receptor encephalitis presenting as an acute psychotic episode misdiagnosed as dissociative disorder: a case report. JA Clin Rep. 2016; 2: 22.
7) Komagamine T, et al. Ganglioside mimicry as a cause of Guillain-Barré syndrome. CNS Drug. 2006; 5: 391-400.
8) Graus F, et al. A clinical approach to diagnosis of autoimmune encephalitis. Lancet Neurol. 2016, 15: 391-404.
9) Iizuka T, et al. Anti-NMDA receptor encephalitis in Japan: long-term outcome without tumor removal. Neurology. 2008; 70: 504-511.
10) Varley JA, et al. The Movement disorder associated with NMDAR antibody-encephalitis is complex and characteristic: an expert video-rating study. J Neurol Neurosurg Psychiatry. 2019; 90: 724-726.
11) Dalmau J, et al. An update on anti-NMDA receptor encephalitis for neurologists and psychiatrists: mechanisms and models. Lancet Neurol. 2019; 18: 1045-1057.
12) Schmitt SE, et al. Extreme delta brush. A unique EEG pattern in adults with anti-NMDA receptor encephalitis. Neurology. 2012; 79: 1094-1100.
13) Dalmau J, et al. Clinical experience and laboratory investigations in patients with anti-NMDAR encephalitis. Lancet Neurol. 2011; 10: 64-74.
14) Pollak TH, et al. Autoimmune psychosis: an international consensus on an approach to the diagnosis and management of psychosis of suspected autoimmune origin. Lancet Psychiatry. 2020; 7: 93-108.
15) Kayser MS, et al. Frequence and characteristics of isolated psychiatric episodes in anti-N-Methyl-D-Asoartate receptor encephalitis. JAMA Neurol. 2013; 70: 1133-1139.
16) Tsutsui K, et al. Anti-NMDA-receptor antibody detected in encephalitis, schizophrenia, and narcolepsy with psychotic features. BMC Psychiatry. 2012; 12: 37: 10.
17) Ando Y, et al. Prevalence of elevated serum anti-N-methyl-D-aspartate receptor antibody titers in patients presenting exclusively with psychiatric symptoms: a comparative follow-up study. BMC Psychiatry. 2016; 16: 226.
18) Servén EG, et al. Cycloid psychosis as a psychiatric expression of anti-NMDAR encephalitis. A systematic review of case reports accomplished with the authors' cooperation. Brain Behav. 2021; 11:e01980.
19) Komagamine T, et al. "Atypical psychoses" and anti-NMDA receptor encephalitis: a review of literature in the mid-twentieth century. Psychiatry Clin Neurosci. 2022; 76: 62-63.
20) Hayashi T, at al. Atypical psychoses and International clinical criteria. Jap J Psychiat Treat. 2000; 15: 511-518.
21) Lattanzi S, et al. Unraveling the enigma of new-onset refractory status epilepticus: a systematic review of aetiologies. Eur J Neuro.l 2022; 29: 626-647.

第11章 機能性神経障害

機能性神経障害（functional neurologic disorders）とは、かつては「ヒステリー」と呼ばれ、「心因性疾患」とも呼ばれた神経症状に対する比較的新しい名称である[1)]。心理的負荷を神経症状に転換する病態生理から「転換性障害」とも呼ばれる。DSM-IV（2000年）では「ヒステリー」は「解離性障害」と「身体表現性障害」とに分けられた。DSM-5（2013年）では「身体表現性障害」は「身体症状症」に改められた。「医学的に説明困難な症状 medically unexplained symptoms」と呼ばれることもある[2)]。多様な名称は多様な臨床像を反映してのことだが、共通の病態生理が推定されるこの疾患の全体像をつかみにくくしている。

心的外傷経験や心理的負荷が自覚されないがために神経症状に転換される病態の性質から、問診や病歴においてその患者が抱える心理的負荷が何であるかはとらえ難い。心的外傷に直結する場合、聴取自体が再び心的外傷経験となってしまうこともある[3)]。心理的負荷が何であるかを無理に問いたださないことには治療意義さえあることを医師は知らなければならない。

脳梗塞で失語になるのは言語野に血流が行かず言語野が機能しないためであると証明されている。一方で、機能性神経障害の基盤となる脳機能はまだほとんど解明されていない。21世紀に残された最大の神経学的フロンティアではないだろうか。機序解明を目的として、疫学・神経生理・画像・遺伝学的研究を中心に、この謎に包まれた病態「機能性神経障害」と呼ぶことが提唱されている。なお、実際の臨床現場では現在でも様々な名称で呼ばれている。

機能性神経障害の一つである「解離性昏迷」は、痛み刺激にも反応がない意識障害としてしばしば救急搬送される。実際には意識は保たれているが、外界への刺激に反応できない状態を昏迷と呼ぶ。機能性神経障害である「転換性障害」の病型の一つである「心因性非てんかん性発作（psychogenic non-epileptic seizure：PNES）」もまた度々、痙攣・意識障害として救急搬送されてくる。医学部の内科講義で解離性昏迷やPNESの疫学や治療への言及はほとんど行われていない。しかし、診療現場では極めて日常的な疾患であり、脳神経内科外来や「断らない1次・2次・3次救急」を掲げている病院では、毎日のように向き合う。

機能性神経障害は意識障害やてんかん様発作のほか、ジストニア様、片麻痺様、単麻痺様、失声症、嚥下障害など、実に様々な神経症状を呈する。機能性神経障害の患者1,000名に対するオンライン調査で、1人平均9.9種類の症状を保有していたという報告がある[4)]。痙攣のほかに歩行障害、視覚障害、感覚障害、疲労、記憶障害、嚥下困難、排尿障害もある、といった具合である。抑うつや不安、PTSDなどはないと回答したのは9.7%と少数であり多くが精神症状も伴う。また別の調査ではてんかんなどの神経疾患の合併率が10%とされている[5)]。基礎疾患の併存は診断をより複雑にしている。癌などの深刻な身体疾患の告知や、介護者による虐待、近親者との死別、ベンゾジアゼピン系薬剤の使用歴は発症リスクを高めるため、高齢者でも見られる。

「機能性神経障害」を意識障害診療の中心疾患の一つととらえ直し、鑑別にあげることが第一に求められる。そして診断がつき次第、この聞き慣れない（ネットに落ちていない）病名を告げ、神経系の損傷による症状ではなく、心理的負荷下において脳が繰り出す生存戦略の一つなのだという病態生理を患者に説明することが治療に直結する[6)]。

1　生物学的現象としての解離

2次および3次救急診療で日常的に出合う「解離性昏迷」は内科に搬送される解離性障害である。薬剤抵抗性のてんかん重積と間違いやすいPNESも内科診療のコモンディジーズである。これらの「機能性神経障害」に通底する脳機構は「解離」にほかならないが、「解離」とは一体何であろうか。

「解離」は19世紀末にフランスのピエール・ジャネ(Janet P)が「ヒステリー患者の自動症」の観察から見出した現象である[7)]。DSM-5では「解離症/解離性障害」には「離人感・現実感消失症」「解離性同一症/解離性同一性障害」、「解離性健忘」、「解離性遁走」などが含まれている。解離現象のいわば結晶のような「解離性同一性障害」の患者は精神科に受診するため、内科診療で出合うことは稀だが、解離性健忘、すなわち「私は誰？ ここはどこ？」となる「全生活史健忘」などは、職場の同僚や恋人に連れられて内科に受診する。

意識は幼児期以降は通常「一貫した自分史」と「現在時間の身体の状態などを把握する自己認識」とが合致しているが、解離では意識野が狭まることで、脳の各所に散在する一貫した自分史や現在進行形で刻々と更新される様々な知覚や運動命令系統がお互いアクセスしづらい状況となってしまう。ジャネはチャールズ・ダーウィン(Darwin C)に倣い、人間の精神にもまた進化学的意義があるとして生物学的に捉えようと試みていた。解離はほかの生物にも見られ、進化学的に何かしら有利な点があるのではないのか。この進化論的解釈はエルンスト・クレッチマー(Kretschmer E)に継承された。クレッチマーは、解離性昏迷は昆虫や小動物が捕食の危機を逃れる方法である「擬死反射」と似ているのではないかと指摘した[8)]。

「擬死」とは、テントウムシなどの昆虫やカエルなどの小動物が、ヘビや鳥などの捕食者から逃れる可能性を賭けた最終手段である。擬死にも様々な名前があり、硬直性無動や動物催眠などとも呼ばれている[9)]。擬死を呈すると、動かず、痛みに無反応となり、全身の筋肉は防御のために硬直し、脈拍や呼吸は最小限となり、動きで対象を認識する捕食者には見つからない。

人間でも暴力や災害や虐待など著しく生存が脅かされると、体が硬直して動かなくなってしまう「擬死現象」が起きることが知られている。人間での擬死現象は身体的無動、恐怖、解離の3要素の組み合わせであり「外傷誘発性解離」であると考えられている[10]。

「擬死」の研究では、昆虫の脳において、ドパミン系の過剰とその上流であるNMDA型グルタミン酸受容体機能低下の関与が示されている[11]。擬死で見られる全身の筋肉の硬直、痛み刺激への反応の欠如、意識がありながら受け答えができない状態は、「解離性麻酔薬」であるケタミンなどのNMDA受容体アンタゴニストの作用と一致する。解離の分子機構は擬死やグルタミン酸受容体機能研究に解明の糸口があるかもしれない[12]。

2　救急外来を撹乱させる機能性神経障害

PNESや解離性昏迷は救急車、時にドクターヘリでけいれん重積やJCS III-300の意識障害として搬送受診する。救急診療で「意識障害ルーチン」を迅速に作動させ、気管挿管などの集中治療を準備している中で、ふと患者がおでこをポリポリ掻いていたりすることで、意識障害ではなく解離性障害だと気付くことはよくある。動かない手をクロスさせたり不意打ちにしたりすると動く。瞳孔を診察するため瞼を持ち上げると、意識がないはずなのに必死に抵抗しギュッと目を閉じる。診断が機能性神経障害であると判明した途端、その場に集まった多数の医師は次の患者のために皆速やかに解散し、看護師が「後日脳神経内科か精神科へ」と告げ帰宅の準備を促すということも多い。その後日に診る脳神経内科では、当日のカルテを見ても3行くらいしか記載がなく、患者は解離に随伴する健忘によって病歴を語れず実際の様子がわからないこともある。

診断基準によって疫学は異なる。「身体表現性障害」と呼ばれていた頃の少し古い調査であるが、プライマリケア外来でICD-10の「身体表現性障害」を満たす患者は5.7%、「鑑別不能型身体表現性障害」は5.5%であったが同じ群でDSM-IVの「身体表現性障害」は0.8%、「鑑別不能型身体表現性障害」は27.0%であったという[13)]。なお、PNESと片麻痺型の機能性神経障害に該当するICD-10の解離性運動障害は3.3%、同じくDSM-IVの転換性障害は3.3%と一致していた。これらを合算してプライマリケアを訪れる患者はICD-10基準で14%、DSM-IV基準で31%に身体表現性障害スペクトラムが含まれていた[13)]。これだけコモンでありながら、あまり関心が払われてきていない症候群はほかにないのではないだろうか。

あらゆる検査で異常がないため、検査重視のルーチンワークでは、場合によっては何年も診断がつかない。患者は病院から病院へと渡り歩くことになる。成書では脳神経内科外来では全初診患者の5%ほどを占めるとされている。若年者だけではなく、老年期にもみられ、高齢者の10%ほどで実際の病気より体調を悪化させる要因となっているという調査もある[2)]。

機能性神経障害患者は器質性疾患患者より受診が多く救急搬送や入院の頻度も高く、繰り返す検査や人工呼吸器などの高度な医療が不必要ながら提供されてしまうため、アメリカでは年間256ビリオンドルが費やされているという試算もある[5)]。数字が大きすぎて実感が湧かない。アイルランドの研究では「解離発作」の患者の診断と治療コストは1人につき年間8,728ユーロで、これが解離と診断されていない場合は2万1,000ユーロに及ぶとしている。診断・治療に向き合うと1人年間100万円強におさえられるが、「わからないね、何だろうね、うちの科の病気じゃないね」と診断を先延ばしにして説明もせずリリースしていると1人年間270万円ずつに跳ね上がるというのである。医療経済の点でも診断していくべきなのだ。

3　機能性神経障害の診断

機能性神経障害は意識障害、麻痺、感覚障害、不随意運動などあらゆる神経症状に類似する症状をきたす。そのため、病院搬送前のトリアージの場など、緊急性によってアルゴリズム診断を行う段階では、一見、あらゆる神経疾患が鑑別にあがる。キーワードアルゴリズムを利用したネット検索やAI診断も同じである。バイタル異常、低血糖、脳卒中、薬物中毒、炎症性疾患など、まさにアイウエオチップスのすべてがいったん可能性にあがる。しかし、機能性神経障害への知識を持ち、特有の陽性所見や目を離した時の所見消失、次々に変容していく所見などの身体所見をとらえれば、たくさんの検査の末の消極法ではなく積極的に機能性神経障害であると診断できることも多い。

昏迷やPNESなどの意識障害類似症状を呈している間にも機能性神経障害を疑い診断しうる所見としては以下がある[14, 15]。

機能性神経障害を示唆する意識障害

- 一貫して閉眼している
- 開瞼時に抵抗して強閉眼する
- 瞼を開くと眼球が上転している（閉眼時の生理所見であるベル現象がある）
- 胸骨への痛み刺激に無反応である
- JCS-IIIであっても目を離すと自然に動いている
- 痙攣様運動があっても目を離すと異常運動が止まる
- 声かけすると再びJCS-III/痙攣様運動が再開する
- 腕落下試験陽性である（上肢を持ち本人の顔の前で離すと顔を避けて落下する）

意識障害から目覚めた後に、機能性神経障害の特有の陽性徴候があればさらに診断が確かなものとなる。よくみられるのは次のものである[14-16]。

機能性神経障害に特有の神経徴候

- 中心性視野狭窄／トンネル状視野
- 解剖学的分布ではなく身体の正中線できっちり左右に分かれる症状
- Hoover徴候、Sonoo外転試験などの機能性麻痺検出試験陽性
- 満ち足りた無関心

昏迷から目覚めて、これらの訴えや所見を認める場合がある。昏迷中の上記所見と、目覚めた後の所見がそれぞれ複数みられれば、さらに診断は確実となる。中心性視野狭窄は視野がまるで筒を覗いているかのように、トンネルの先だけに限られてしまう。解離に伴う根源的な所見の一つである可能性があり、脳機能画像の研究で責任病巣が探究されている[1)]。

解剖学的分布に沿わない症状分布が特徴の一つだが、中でも身体の正中線で左右きっちり分かれる訴えが多い。脊髄の髄節デルマトームや末梢神経の支配は体の正中線で定規で引いたように左右に分かれることはないが、機能性神経障害では、例えば音叉を胸骨に当てると「こっち側は震えているかわかりません」と返答する。麻痺では屈筋・伸筋の差なく遠位・近位のグラデーションもなく、全部弛緩性麻痺様を呈するなどである。

Hoover徴候は、片麻痺や片側下肢の単麻痺を訴える場合に、仰臥位で診察する。両かかとに検者の両手を置いて、下肢を上げさせ、健側を上げる時に病側に力が入るかどうかをみる。Sonoo外転試験もまた同様の訴えの時に仰臥位で診察する。両下腿を押さえながら下肢を両側同時と片側ずつ計3回外転させる（「足を広げてください」と声かけをする）。錐体路障害での麻痺では3回とも病側は動かないが、機能性神経障害では健側の診察時に病側が踏ん張ってしまい、さらに病側の時に健側にも麻痺様の脱力が見られる[15)]。本人は意図していないため、こうした客観的所見を患者本人や家族に提示して解説することで、脳梗塞などの神経障害とは異なるということを納得してもらうためにも用いることが推奨されている[15)]。

「満ち足りた無関心」は、麻痺や不随意運動があってもまるで他人事の様子をいう。満ち足りた、というのは悲惨なはずの事態に釣り合わず、時に朗らかですっきりした笑顔でさえあることを指す。解離に苦痛を一時除去する作用があることを示す神経所見である。

4 鑑別疾患

意識障害ルーチンワークの精査の過程で検査異常がなく特有の診察所見が陽性で機能性神経障害と診断できる場合も多い。しかし意識障害診療の場では、意識障害に加えて解離を呈することがある疾患もある。発症初期であったり、発作が終わってからの搬送受診で客観的情報が乏しかったり、既往歴の情報が欠如している状況などでは、受診時の身体所見で即座には鑑別がつかない場合もある。機能性神経疾患特有の神経徴候が陽性のようであっても、である。以下の4疾患がその代表である。

機能性神経障害による意識障害の鑑別疾患

- てんかん
- 抗 NMDA 受容体脳炎
- 統合失調症の緊張病性昏迷
- アルコール／ベンゾジアゼピン系薬剤離脱症候群

てんかんと PNES の鑑別は非常に難しい。特に側頭葉や頭頂葉由来の焦点てんかんでは、離人症や体外離脱体験など解離症状がてんかん発作であることもある[15]。また、てんかんであるという心理的負荷や、てんかんの背景に精神発達遅滞がある場合にストレス耐性が脆弱であったりするため、てんかんには PNES が合併しやすい。今回のその発作がてんかんなのか

PNESなのか、という点にも注意をしていかなければならない。診断には発作中のビデオ脳波が必要である（➡専門医コールポイント）[17]。

抗NMDA受容体脳炎は急性精神病で発症する場合もあり、統合失調症との鑑別が喚起されているが、機能性神経障害との鑑別も念頭に置く必要がある。病初期に解離性障害や転換性障害と診断され、念のため入院で経過をみているうちに脳波異常や中枢性低換気をきたし脳炎の診断に至ったという症例報告がある[18, 19]。抗NMDA受容体脳炎はしかめ顔やブリッジのような後弓反張や骨盤の前後運動を繰り返すなど奇妙で激しい「不随意運動」を呈することが特徴である。その間にも会話ができることもあり、その様子はまるでPNESである。

抗NMDA受容体脳炎での奇妙な不随意運動や意識障害は神経現象学的に「解離の重積状態」なのではないかという仮説がある[20]。解離の分子機構がNMDA受容体機能低下であると判明していないためにこの仮説はまだ実証されていない。脳炎は時に致死的経過をとるため、脳炎を疑った場合には入院で精査加療を行い、髄液検査を行う（➡専門医コールポイント）。

統合失調症もまた、解離性障害とオーバーラップしている[21]。統合失調症の病態にもまたNMDA受容体機能低下仮説がある[22]。昏迷以外の麻痺や不随意運動などの機能性神経障害も統合失調症には合併しやすい。統合失調症は治療に反応する疾患であり、精神科へ紹介する（➡専門医コールポイント）。

アルコールやベンゾジアゼピン系薬剤の離脱症候群もまた急性の幻覚・自律神経障害・後弓反張、けいれん重積などの変動する多様な神経症状をきたし、その病態生理にはNMDA受容体機能低下が含まれている[23]。病歴などで確認し、離脱症状の場合にはベンゾジアゼピン系薬剤を治療に用いる。

5 治療と予防

機能性神経障害の治療は「診断し、それを説明する」ことが第一であるとされている[3)]。説明が難しい、自らの神経診察に信頼がおけないなどの理由で「原因不明です」と説明すると、病状は悪化してしまうため、早めにその説明をすることが重要である。専門医コールポイントと言いたいものの、神経内科専門医や精神科医なら必ず理解が深いというわけではないのが機能性神経障害の難しいところである。診療に特別な資格もいらない、コモンディジーズであるので、すべての内科医が診断・説明技術を習得できていれば、様々な医師に紹介し続けるよりも患者にとってよいことだと思われる。

診察や精査の結果、脳神経は正常で傷や変性はないが、機能性神経障害といって、自分の意思の通りには働いてくれない状態であるのだという診断を伝える。説明がすなわち治療になるため、次の囲みをコピペして日常診療に使っていただきたい。

機能性神経障害患者への説明

・脳や神経の傷や変性はない
・原因は、何らかの負荷によって心と脳がばらけてしまうことにある、自分の思い通りに脳が働いてくれない状態にある
・よく起こる現象で、「原因不明の稀な疾患」ではない
・詐病とは異なる
・自ら望んでそうなっているわけではないことを医師はよく知っている

神経所見を呈するコモンディジーズ、すなわちよくある原因であること、神経所見は脳などのハードの問題ではなくて回線の混乱のようなソフトのほうがうまくいっていないことであることを説明する。本人の心的外傷の

有無には触れる必要はない。「一般論として、小児期や現在の心理的負荷がこうした症状を出すものである」という説明をする。本人よりもむしろ付き添いの家族や恋人が納得してくれて本人へ説明してくれることもある。

患者はネットで調べたり身近な医療関係者に相談したりなどして、謎の、珍しい重篤な病気であると思いこんでいる場合が多いので、そうではないことをきちんと伝える。「こんなものはニセの病気だからもう救急車を呼ぶんじゃない」と諭して終診にするのは完全に間違いで「わかってほしい」と患者からの訴えが増すだけである。様々な外来を渡り歩く間にネットで相談し、ネットの向こう側から言われた詐病やミュンヒハウゼン症候群と、医師が告げた機能性神経障害とを混同して、怒り出す場合もある。

正確にして善良な診断に至るまでの説明不足や誤解を払拭するのは大変な力量を要するが、機能性神経障害はれっきとした疾患であることをきちんと伝える。基礎疾患にうつ病や統合失調症などがあればそれらの診断・治療を精神科に依頼する。PNESの場合には、不要な抗てんかん薬の処方や追加処方など、不要で無効である薬が処方されている場合には漸減の末、中止していく。

心理的負荷や葛藤には、幼小児期の被虐待歴や、潜在的な発育発達の問題、差別など、その人を取り巻く周囲や社会全体がその存在を否定するために顕在化しにくい「生きづらさ」を背景としている場合もある。治療や予防には、他者への寛容な社会の実現もまた含まれ、医療にとどまらない問題であると考える。

COLUMN

機能性神経障害に対峙した時の不安

1980年代に書かれた『心因性疾患の神経学的診断』には「ヒステリーは、内科医にとって奇妙に不快感を催させる障害であり、患者がこの症状に自らを没入させていればいるほど、内科医はそれに巻き込まれていることに気が付きにくいものである」と述べられている[24)]。これはヒステリー研究医であったブリケ(Briquet P)の1859年の言の引用とのことである。「故意でないにしろ、医者は患者に本当の病気だと信じ込まされたといった感情を抱き、時には怒りさえ覚えることがある」。一つの試練であり「人間の感情を評価、探求するためのトピックといえる」ので、探求心を持って「比較的安心して問題に接近しふさわしい対応をとるように」と続く。

先人たちもつかみどころのない人間の心というものに対峙し、苦労してきたのだ。機能性神経障害の患者と対峙した時の言い知れぬ感慨は何に由来するのか。100年以上前に投げかけられたこの探求は、患者と医師双方の心理的圧迫を軽減するために重要かもしれないと思い考えてみた。

機能性神経障害は人前だけで症状が出たり人目につくと症状が派手になる。甲虫の擬死の研究では、単独でいる時よりも群でいる時に捕食者に狙われた場合のほうが擬死を呈しやすく、さらに群の中で擬死を呈するとほかの個体が捕食されるため生存率が上がったという実験報告がある[25)]。甲虫と捕食者の世界はまるで「だるまさんが転んだ」のようである。

そして救急外来での解離性昏迷やPNESの診断は「だるまさんが転んだ」のような時がある。わざわざ目を離して観察すると痙攣が止まったり鼻を掻いたりする。痛み刺激に反応がなくなるのも、目をギュッとつむるのも、捕食者からの少々の攻撃にびくともしない合理性を備えている対応であると言える。機能性神経障害が擬死由来の生物学的現象だとすると、甲虫時代ならば、仲間の1人が擬死を呈している時、いち早くその場を離れるか自分も擬死を呈さなければ自分が捕食されてしまうリスクがある。医師の感じる違和感や不安の一因が、そんなにも遠い進化学的習性なのだろうか。しかし診断判明後の医師チーム解散速度は単に相似であって、甲虫時代の習性だとは思われない。

訓練を積んだ俳優学校の学生は解離のスコアが高いという報告がある[26)]。人間の「解離」現象は、俳優が演技に用いているかもしれない。進化学的に生存危機に際して発動する脳機能であった解離は、人間では高度に洗練されて高次脳機能となったが、生存危機に際して原初的な反射として現れると疾患となる。医師は演技と生存のための反射とに直感的に類似性を見出して、「いや、それは演技だよね」という感慨につながっている可能性はある。

もう一つには、解離現象が臨死体験での解離、すなわち体外離脱体験に類似していることもあげられる。NMDA受容体拮抗薬であるケタミンなどの作用と臨死体験が類似していることから、臨死体験のメカニズムはNMDA受容体機能低下なのではないかという仮説がある[27)]。NMDA受容体機能の変化は実験下での昆虫の擬死で観察されている[11)]。解離と擬死とが同一の脳メカニズムであれば、それらは臨死体験と同一のメカニズムであり、解離性昏迷は救命を急がなければならない心筋梗塞や脳ヘルニアなど「本当の瀕死」に脳の生理学的現象でも似ていることになる。

何とも言えない不思議な感慨は、おそらくこんなところの組み合わせからくるものではないだろうか。心して向き合わなければならない。

参考文献

1) Hallett M, et al. Functional neurologic disorders. Handb Clin Neurol. Elsevier, 2016. p. 139.
2) Sirven JI, et al. Clinical Neurology of the older adult. 2nd ed. Lippincott Williams & Wilkins. A Wilters Klumer business, 2008. Chapter 32 Bortz BJ. Medically unexplained symptoms in older adults. pp. 561-573.
3) Stone J. Functional neurological disorders: the neurological assessment as treatment.

Neurophysiol Clin. 2014; 44: 363-373.
4) Butler M, et al. International online survey of 1048 individuals with functional neurological disorder. Eur J Neurol. 2021; 28: 3591-3602.
5) Carson A, et al. Epidemiology. Handb Clin Neurol. 2016; 139: 47-60.
6) Gilmour GS, et al. Management of functional neurological disorder. J Neurol. 2020; 267:2164-2172.
7) ピエール・ジャネ．松本雅彦，訳．心理学的自動症 人間行動の低次の諸形式に関する実験心理学試論．みすず書房，2013.
8) クレッチマー E. 西丸四方，他訳．心理学的医学．みすず書房，1955.
9) Rogers SM, et al. Thanatosis. Curr Biol. 2014; 24: R1031-1033.
10) Abrams MP, et al. Human tonic immobility: measurement and correlates. Depress Anxiety. 2009; 26: 550-556.
11) Coutinho MR, et al. Modulation of tonic immobility in guinea pig PAG by homocystic acid, a glutamate agonist. Physiol Behav. 2008; 94: 468-473.
12) Komagamine T, et al. Hystero-epilepsy in the Tuesday Lessons and NMDA receptor function: A hypothesis for dissociative disorder. Med Hypotheses. 2021; 150: 110567.
13) Fink P, et al. Somatization in primary care: prevalence, health care utilization, and general practitioner recognition. Psychosomatics. 1999; 40: 330-338.
14) 園生雅弘．ヒステリー患者の神経症状と診察．神経内科．2017; 87: 307-311.
15) Ludwig L, et al. Functional coma. In: Hallett M, et al. Handb Clin Neurol, Elsevier, 2016. pp. 315-326.
16) Sonoo M. Abductor sign: a reliable new sign to detect unilateral non-organic paresis of the lower limb. J Neurol Neurosurg Psychiatry. 2004; 75: 121-125.
17) Duncan R. Psychogenic nonepileptic seizures: EEG and investigation. Handb Clin Neurol. 2016;139: 305-311.
18) Shimoyama Y, et al. Anti-NMDA receptor encephalitis presenting as an acute psychotic episode misdiagnosed as dissociative disorder: A case report. JA Clin Rep. 2016; 2: 22.
19) Caplan JP, et al. Pseudopseudoseizures: conditions that may mimic psychogenic non-epileptic seizures. Psychosomatics. 2011; 52: 501-506.
20) Stamelou M, et al. The distinct movement disorder in anti-NMDA receptor encephalitis may be related to status dissociates: a hypothesis. Movement Disord. 2012; 27: 1360-1363.
21) Renard SB, et al. Unique overlapping symptoms in schizophrenia spectrum and dissociative disorders in relation to models of psychopathology: a systematic review. Schizophr Bull. 2017; 43: 108-121.
22) Coyle JT. NMDA receptor and schizophrenia: a brief history. Schizophr Bull. 2012; 38: 920-926.
23) Krystal JH, et al. N-methyl-D-aspartate glutamate receptors and alcoholism: reward, dependence, treatment, and vulnerability. Pharmacol Ther. 2003; 99: 79–94.
24) スミス WL, 他．早原敏之，他訳．心因性疾患の神経学的診断．金剛出版，1982.
25) Miyatake T, et al. Tonically immobilized selfish prey can survive by sacrificing others. Proc R Soc B. 2009; 276: 2763-2767.
26) Panero ME, et al. Becoming a character: Dissociation in conservatory acting students. J Trauma Dissociation. 2020; 21: 87-102.
27) Martial C, et al. Neurochemical models of near-death experiences: A large-scale study based on the semantic similarity of written reports. Conscious Cogn. 2019; 69: 52-69.

第12章 認知症と意識障害

認知症には、65歳未満で発症する「若年性認知症」と、65歳以上で発症する「老年（期）認知症」とがある。前者は日本で4万人ほどと考えられるレアディジーズで、遺伝子要因および環境要因による発症について研究が進められている。コモンディジーズである65歳以降の認知症は加齢で増加し、日本で近々700万人ほどに至ると考えられている。厚労省の年齢階級別の推計では2018年時点で、65～69歳では認知症有病率は1.5%であるが、70～75歳で3.4%と倍になり、80～84歳では22.4%、85歳以降では人口の約半数となる[1)]。この国の人口統計上、ほかに70歳以降からは65～69歳までの2倍となる数字がある。死亡率である[1)]。天寿に向かって心肺機能同様、脳もまた様々な要因を受け、緩やかに機能低下を迎えるのは自然な経過である。医療の現在地はそれを誰もができるだけ苦痛なくどう受け入れるかというところにあり、国から「新オレンジプラン」として認知症施策が提案されている[1)]。

しかし学問や経営などにおいて優れた業績を成し遂げる高齢者も多く活躍している。言語機能のような高次脳機能は心肺機能の衰える60代以降でもさらに技能を成熟させることができるという報告がある[2)]。

認知症予防は可能なのか。アルツハイマー病、血管性認知症、レビー小体型認知症は三大認知症と呼ばれている。予防の観点からは近年、血管性認知症のみならず、アルツハイマー病やレビー小体病などの神経変性疾患とメタボリック症候群との関連が注目されている[3, 4)]。糖尿病ならば高血糖による細胞毒性のほか、治療による低血糖もせん妄や永続的な認知機能低下の原因になる。アルツハイマー病をメタボリック症候群の観点から「3型糖尿病」と呼ぶこともある[5)]。高血圧による動脈硬化性変化や、過度な降圧による脳血流低下、微小梗塞もまたせん妄や永続的な認知機能低下の原因になる[6)]。血糖や血圧を上げすぎず下げすぎないことで老年期認知症を予防していく。日々の内科診療全般は、認知症予防に密接に関わっている。

医療経済学は、高齢者人口の増大する日本で老年期認知症の予防を見据えている。2016年の現状および2043年までのシミュレーションを行った研究では、認知症有病率はこの調子でいけば20年後に全体としては減少するものの、教育歴が短い群および女性では、逆に増加すると予測されている[7)]。男性では高学歴群での認知症有病歴は65歳以上でも1%にとどまる一方で、女性では高卒までで24%、高学歴群でも15%と推定されている。教育機会や社会参加の格差是正は長い目で見れば認知症を予防し医療費の抑制につながるかもしれない。

近年、認知症を取り巻く学説に「デフォルトモードネットワーク」という新しい概念が導入された。認知機能や意識は、海馬の萎縮による記憶障害といった脳局在症状から、脳のネットワーク障害へととらえ直されつつある。真新しい概念も少し紹介したい。

1　認知症の評価と理解

認知症は現在、年々増加しているコモンディジーズであり、認知症専門外来も増えてきている。また、一般内科外来で糖尿病や高血圧症とともに認知症についてもアセスメントし、かかりつけ医による介護保険申請などをしていることも多いのではないだろうか。記憶障害、高次脳機能障害を日常診療でスクリーニングするには、長谷川式認知機能スケールやMini-Mental State Examination（MMSE）などを用いる。これらを用いれば、患者のペースに合わせてゆっくり施行したとしても5分程度で見当識、記銘力、想起力などを把握できる。また少し工夫のある外来では、クロックドローイングテスト、円の中に時計の絵を描いてもらう方法など変わった方法を用いることもある[8)]。半側空間無視だったり、構成失行だったり数字の概念の変調だったりいろいろなことがわかるが、解釈も多様になる。脳の局在障害の詳細な評価は、神経心理学的バッテリーを用いて検討するが、専門性が高く、脳神経内科医にさえ敷居が高い。臨床心理士やリハビリ科の言語療法士、作業療法士の方々に依頼をして検査を行ってもらい、解釈の教示を受ける。日々の担当医にできることは、成書と結果を照らし合わせることぐらいである。私も、臨床上必要な時にその都度、成書[9)]を参照している。

そうした客観的把握とともに、認知症の患者の主観的世界を知っておくことはできないか。最近、当事者や主の介護者による優れた手記が出版されている[10, 11)]。監督が父親の介護経験から着想した映画『The Father』では、認知症患者側から見た世界を視覚化し、戸惑いや混乱を見事に描写している[12)]。健忘、失認、失語、見当識障害と名付けている向こう側では何が起きているのか。Lancetのエディターまで務めた脳外科医を介護した家族の記録では日本語のみならず英語とドイツ語も自在に用いてカルテや論文を書いていた脳外科医が漢字の構成を組み間違う[10)]。また、長谷川式認知症機能スケールを作った長谷川医師のドキュメントでは認知症研究の第一人者が自らを認知症と診断しながら自らが打ち立てたデイサービスを拒絶する、威厳にあふれた家長が安心と信頼を約束するはずの家族を見失う[11)]。つらい、悲しい、孤独だという思いを親しい人にただ伝えるその手段を失う……。これらは悲劇として悲しむために公表されたり表現されているわけではない。医療者や周囲の者、あるいは町ですれ違った傍観者すべてに、ただ理解を促すため、ただ知るために描かれている。医師は患者に「認知症」とラベル付けする者として、その内側で何が起きているのか、自分のことのように知らなければならないと思う。

アルツハイマー病、血管性認知症、レビー小体型認知症などの病型分類は古典的には病理解剖で診断する。福岡県糟屋郡の久山町など病理診断を行っている母集団で、1985年と比較して2005年には、血管性認知症は横ばいから微増で2.2%だが、アルツハイマー病は1.4%から4.1%へと増加している[13)]。しかし病理診断では、生前に治療介入ができないため、臨床では症状と画像パターン、除外診断を用いて診断する。認知症の症状には記憶障害、失認・失行、失語、遂行機能障害、情緒の変化などがあり、病前の機能水準から著しい低下を示す場合に診断する。前提条件として意識混濁やせん妄がない時の状況を評価する。

2　認知症類似疾患の鑑別と検査

神経変性疾患による認知症であるという診断には、いわゆる治療可能な認知症（treatable dementia）の除外が必要である。主なものには頭部画像で脳腫瘍や水頭症、慢性硬膜下血腫などのないこと、血液検査で梅毒、ビタミン欠乏、甲状腺機能低下症のないことを確認する。診断に必須の放射線画像は頭部CTもしくは頭部MRIである。

除外の必要な認知症類似疾患

- 頭部外傷（慢性硬膜下血腫など）
- 水頭症
- 脳卒中
- 代謝性疾患（電解質異常・低血糖・肝腎不全）
- ビタミン欠乏症（B12、B1、葉酸）
- 感染症（梅毒、HIV脳症など）
- 無痙攣性てんかん重積
- うつ病

・せん妄
・腫瘍(悪性リンパ腫など)
・薬剤性(抗コリン薬、抗ヒスタミン薬、ベンゾジアゼピン系など)

これらの除外診断に必要な検査は採血や頭部MRI/CT、てんかんの可能性の高い発作性の群には脳波など、比較的どの施設にもある検査で十分である。

前頭側頭型認知症での脳血流シンチグラフィー(SPECT)やレビー小体型認知症でのMIBG心筋シンチグラフィーなどの核医学検査は行える環境であれば有用である。しかしそれがなければ診断できないというものではない。「核医学検査をよろしく」という紹介状を持参され、核医学検査の自己負担費用(2割負担であっても1万6,000円など)を説明すると憤慨されることがある。高価でかつ解釈に専門知識を要する検査は、限られた条件下でのみ必要である。すなわち、本人や家族が診断に納得していない、検査で診断の確からしさを上げてほしいという強い希望がある、あるいは経過が非典型的である、発症年齢が好発年齢と大きく異なる、将来の治療法発展に向けて本人も家族も医学データ集積に希望を見出している、などの場合に限って行う(➡専門医コールポイント)。

アルツハイマー病を診断する際の脳脊髄液のタウ、β-アミロイドの量の測定や、アミロイドPETイメージングなどは現在研究に用いられているが、まだ保険適応ではない。

認知症の進行期にはレビー小体型認知症のみならず、前頭側頭型認知症や血管性認知症でも、パーキンソニズム(動作緩慢、筋強剛、振戦)をきたし、歩行障害や嚥下障害を呈する。あまり認識されていないが、アルツハイマー病にも進行期には同様の徴候が現れる。それらによって骨折や肺炎を合併する度に、ADLが著しく低下していく。骨折や肺炎合併の有無が、認知症の生命予後を左右する。

認知症患者の看護や介護を経験している人にとってはごく当たり前の日常だが、認知症の症状は、良い日もあれば悪い日もある。この変動の理由の一つに、せん妄が挙げられる。

3　アルツハイマー病・血管性認知症とせん妄/意識障害

認知症では健忘や易刺激性が起こり、見当識障害、つまり時間や空間の把握が困難となり日常生活に支障をきたす。ガイドラインによる診断のための定義では「意識障害がない時にそうした症状がみられる場合」とされている[13)]。意識障害、特にせん妄は可逆性であり認知機能の改善が期待できる状態が含まれるためである。

しかし反対に、せん妄があるから認知症ではないとは言えない。認知症では、広範囲に及ぶ脳機能の低下によって予備能が低下しており、薬剤やバイタルの変動など全身状態の影響をより受けやすく、覚醒レベルの低下やせん妄を呈しやすい。

ハーバード大学医学部関連病院からの報告では「認知症があるとせん妄発症そのものが多く、またせん妄の重症度も高く、こうした重度のせん妄をきたすと施設入所が長引き、1か月以内の死亡率も上がった」とされていた[14)]。

せん妄にはアパシー、無動無言や抑うつのような「抑制性せん妄」と、幻覚などがあってどこかに徘徊してしまったり暴力につながったりするような「興奮性せん妄」とがある。興奮性せん妄に注目した論文では、アルツハイマー病、レビー小体型認知症、血管性認知症、前頭側頭型認知症のいずれでも30%ほどで見られると報告されていた[15)]。病型よりむしろ置かれた環境が興奮性せん妄の発症に関わり、施設の入所者では80%と頻度が高い。この論文を踏まえて次にまとめる。

認知症におけるせん妄の誘因

- 痛み、骨折
- 環境の変化（入院、施設入所など）
- 脱水症、感染
- 不眠
- 夕方
- 薬剤性（制吐薬、抗コリン薬、利尿薬、抗認知症薬など）
- 社会的孤立、社会不安の影響、家族間の揉め事

認知症があってもなくても、せん妄には誘因があると考える。よって、予防および治療はこれらへの介入が第一となる。ただし、「夕方」という誘因に対しては、光の強度が弱いことが原因と考えられたり、睡眠 - 覚醒リズムの不調によるレム睡眠侵入だとか、様々な仮説がある。夕方に強い光を当て続けても夜間の睡眠に支障をきたすことは明らかだ。有効な対応は今のところ、概日リズムに沿った生活を心がける、程度しか言えない。

薬物療法としては、先に挙げた興奮性せん妄の論文によるとランダム化比較試験で有効とされているのは非定型精神病薬（リスペリドンやクエチアピンなど）、抗てんかん薬（カルバマゼピン）などである[15]。比較的パーキンソニズムを悪化させにくい非定型精神病薬としてレビー小体病ではクエチアピンがごく少量用いられる[14]。非定型精神病薬はQT延長に気を付けて用いる。アセチルコリンエステラーゼ阻害薬などの抗認知症薬は、こうしたランダム化比較試験でせん妄治療に有効という報告があるものの、薬剤自体に興奮や易怒性など覚醒させる方向での作用があることが添付文書にも記載されている。徘徊や興奮、暴力などが見られた場合にこうした薬を内服している場合には、まず中止するだけで改善することがある。

カルバマゼピンは薬疹の頻度が東アジア人では高いため注意する。そして脳波でてんかん性放電がつかまるなどしないと抗てんかん薬は使えない。

しかし実際、てんかん性放電が認知症症状の変動に寄与していることがある。

アルツハイマー病では、早期から脳波でてんかん性放電の見られる一群が存在することが知られてきた[16]。臨床的に痙攣が起きていない群にも見られることもあり、疾患の発症や進行に関与するのではないかとも考えられている。また、臨床的に痙攣や無痙攣性てんかん重積による一時的な認知機能の悪化や意識障害もきたしやすい[17]。明らかな痙攣のエピソードがあり、脳波で異常がつかまる場合には抗てんかん薬を使用することで認知機能が改善する可能性もある(➡専門医コールポイント)。しかし傾眠によって覚醒度が下がりかえって認知機能が悪化することもあるため注意を要する。

4 パーキンソン病/レビー小体型認知症とせん妄/意識障害

パーキンソン病とレビー小体型認知症は症候学的・病理学的にスペクトラムである。定義上は運動症状の出る2年前から認知機能障害があればレビー小体型認知症となるが、パーキンソン病と診断した時点で15%に認知機能障害があるという報告もある[18]。認知症のあるパーキンソン病はそのまま「認知症を伴うパーキンソン病(Parkinson's disease with dementia：PDD)」と呼ばれる。「認知症」といっても記銘力障害が前景に立つアルツハイマー病とは臨床像は異なる。

パーキンソン病、認知症を伴うパーキンソン病、レビー小体型認知症の3つをまとめて「レビー小体病」と呼ぶ。病理でレビー小体が陽性となる3疾患であるからであるが、アルツハイマー病の病理所見として有名なニューロフィラメントなども陽性になる。臨床像が異なるにもかかわらず、病理学的にはアルツハイマーもレビーも前頭側頭型認知症も、オーバーラップのあるスペクトラムであるのだ。

一方でレビー小体病とアルツハイマー病の臨床像の最大の違いは、レビーでは視覚性の機能低下など様々な脳局在性障害をきたすが、アルツハイマー病の中核症状である「記銘力低下」は軽度であることである[18)]。そのほかレビー小体病の特徴をまとめる。

レビー小体病3型に共通する症状

- 運動症状（振戦、動作緩慢、無動、筋強剛、歩容の変化）
- 変動の目立つ認知機能低下
- 幻視などの幻覚
- 自律神経障害（便秘、起立性低血圧、排尿障害など）
- 睡眠障害（不眠、レム睡眠行動異常症、日中の眠気など）

幻覚は意識障害の一つの要素である。レビー小体病は幻覚をきたしやすく、特に3型の中でもレビー小体型認知症では、「幻視」が中核症状の一つである。またパーキンソン病に限っても半数弱で幻覚を有する。レビー小体病での幻視で見えるものは、鮮やかな色彩を持った子どもや小動物が多い。風景だけという場合もある。モノクロのこともある。幻覚には幻視のほかに、音楽や足音などの幻聴、花の香りなどの幻臭、くすぐられる・砂がついたようにざらざらするなどの幻触、腸が飛び出ているような気がするなどの体感幻覚、浮かび上がる・落ちるなどの前庭性幻覚、器質性疾患がないにもかかわらず胸腹部が痛むなどの幻痛など、様々な幻覚がある。気配を感じる実体的意識性や、何かが横切ったように一瞬見えるpassing hallucinationなど、精神科の従来の幻覚の定義には当てはまらないものの実体のある知覚とは異なる偽知覚である「マイナー幻覚」と呼ばれる症状もある。これらは必ずしも進行期だけに見られるわけではない。運動症状に先立ち、発症早期から有することもある。

アルツハイマー病でも幻覚は経験されるが、記銘力低下のせいなのか、それとも幻覚であるという内省ができないためか、患者本人の口から幻覚の詳細について語られることはない。しかしレビー小体病では、「あるはずのないものが見えることなどはありますか」と質問すると、幻覚の内容について詳細に説明できる。レビーの幻覚は、現実との脈絡がなかったりする点で睡眠中の夢によく似ているのだが、同一とは言えない。睡眠中の夢は覚醒後に健忘を伴うことがその現象の特徴であるが、レビーの幻覚はとにかくよく覚えているのだ。前回外来で話題にした幻覚について、認知症を伴うパーキンソン病の患者であっても、次の診療で話すことができたりする。

レビー小体病の幻視については広く認知されるようになり、子どもの幻視があるだけで脳神経内科医がコールされたり、血相を変えた家族に連れて来られるかわいそうな患者はやや減った。しかし体感幻覚や幻痛はまだ広く知られていない。診断には狭心症や胃腸疾患など器質性疾患の除外を要する場合が多い。器質性疾患除外後も「当科疾患はなかった」、「原因は不明です」と説明されることで、患者が繰り返し救急外来を受診し続ける要因になっている。器質性疾患除外後には、パーキンソン病にはこういうことが起こりうるのだという知識をもってして、不安を取り除く説明をしていく必要がある。専門医コールポイントをつけたいところだが、神経内科専門医の間でもあまり認識されていないような気もする。

レビー小体病の幻覚は「レビー小体病における精神症状」の一つと考えられている。幻覚以外の精神症状に関しては、妄想や誤認が挙げられる。これらは初期から見られる幻覚のみとは異なり、進行期で、認知症がある一群に合併する。最も多いのは嫉妬妄想で、配偶者の隣に誰かがいつもぴったりといるという幻視の解釈で嫉妬が生じるパターンである。見かけは他人だが中身は家族など親しい人だと思うフレゴリ症候群や反対に見た目はよく知っている人に見えるが中身は変装した他人だと思いこむカプグラ症候群などの人物誤認や、家にいながらもう一つの家に帰りたいと主張する重複記憶錯誤などの誤認も出現する[19]。

不安や環境変化が誘因となりうることから、環境を整備し不安を取り除く。クエチアピンなど非定型精神病薬を使うこともある。妄想や誤認では、単純な幻視と異なり、本人や家族の生活が破綻することがある。そうした場合には脳神経内科や精神科に相談が必要である（➡専門医コールポイント）。

「変動の目立つ認知機能低下」に関して、レビー小体病特有の理由がいくつかある。一つにはレビー小体病はせん妄をきたしやすいため、認知機能の変動につながることが挙げられる[20]。

またもう一つには、レビー小体病に伴う血圧変動による認知機能の変動も挙げられる。進行期のレビー小体病では、血圧の変動が著しい。メタボリック症候群はパーキンソン病の発症リスクを高めると考えられてきており、つまり、あらかじめ若い頃からの高血圧に対して降圧薬を内服している患者が極めて多い。しかし進行期のレビー小体病では、高血圧で困ることはあまりなく、低血圧によって脳血流が維持できずに意識障害をきたすことで、ADLの低下につながる。また、注意を要するのは脳血流の低下による失神であっても痙攣をきたしうることである。あまりに頻回の低血圧によって、座位にする度に短い痙攣を呈することから施設で寝たきりで過ごす人もいる。繰り返す痙攣が目撃されることで闇雲に抗てんかん薬が加えられていることもある。収縮期血圧が80 mmHgから170 mmHgなどの変動を呈する患者の場合、内服投与中の降圧薬を減らしたり漸減後中止を検討することで、意識障害で過ごす時間を短縮することが期待できる。

5　意識障害とデフォルトモードネットワーク（DMN）

「意識とは何か、どのように維持されているのか」ということはまだはっきりとは解明されていない。その未知なる部分を埋める脳の機構が、近年、認知症研究から問い直され、注目されている。その機構とはデフォルトモードネットワーク（default mode network：DMN）と呼ばれている。

言葉ならば言語野、運動であれば運動野、など脳機能の局在性は100年前のブローカによる言語野の発見から確立してきた。20世紀半ばからはペンフィールドなどの脳外医によっててんかん外科手術が確立されると、脳の一部を切断しても生命に別状がないことが確かめられてきた。しかし一方で、脳はそれぞれのローカルな部位ごとに別々に機能しているのではなく、たくさんの連絡線維を張り巡らせて、連携して働いていることも再認識されてきた。その連携、ネットワークをintrinsic connectivity network（ICN）と呼ぶ。安静時のfMRIによってこのネットワークの活動が可視化され、ここ数年、ネットワーク研究が飛躍的に進んでいる。ICNの中で最もよく調べられているのがDMNである[21)]。

DMNは、安静時に活動が活性化し、「何かを認識する」などの高次脳機能のタスクを遂行する時に、一瞬で活動が低下する[22)]。対象に集中した瞬間にDMNのスイッチは落ちるのだ。裏方で活動しながら、「意識」を維持、つまり周囲と自分との関係を安静時にも更新し続けている。

脳活動の休止中には記憶の定着が行われていると考えられてきた。DMNの発見時から、DMNは記憶の定着にも関与すると考えられ、アルツハイマー病でDMNの活動が低下しているのではないかと仮定されている。実際、DMNは後部帯状回と内側前頭皮質とを連合しており、こうした脳の局在はアルツハイマー病でアミロイド沈着が強く早期から脳萎縮をきたす部位に一致する[21)]。

一方でパーキンソン病でのDMNの異常な振る舞いは、全般的な活動低下ではなく、持続性の活動亢進であるようだ。高次脳機能の遂行時にスイッチが落ちるはずのDMNのスイッチが落ちない、さらに注意喚起の経路と辺縁系との連合が低下していることで、「見間違え」すなわち幻視が起こる、という仮説が提唱されている[23)]。

パーキンソン病の治療の一つに脳深部刺激術が現在、保険診療で行われている。認知症に関してもどのような経路の機能不全か明らかになることで、脳深部刺激装置などでの治療も登場するかもしれない。

参考文献

1) 厚生労働省ホームページ.
https://www.mhlw.go.jp/
2) Sirven JI, et al. Clinical Neurology of the older adult. 2nd ed. Lippincott Williams & Wilkins, a Wilters Klumer business, 2008. Pickholtz JL, et al. Chapter 6. Cognitive changes associated with normal aging. pp. 64-76.
3) Wang KC, et al. Risk of Alzheimer's disease in relation to diabetes: a population-based cohort study. Neuroepidemiology. 2012; 38: 237-244.
4) Park SH, et al. Association of dynamic changes in metabolic syndrome status with the risk of Parkinson's disease: a nationwide cohort study. J Parkinsons Dis. 2021; 11: 1751-1759.
5) González A, et al. Glucose metabolism and AD: evidence for a potential diabetes type 3. Alzheimer's Res & Thr. 2022; 14: 56.
6) Clancy U, et al. Neuropsychiatric symptoms associated with cerebral small vessel disease: a systematic review and meta-analysis. Lancet Psychiatry. 2021; 8: 225-236.
7) Kasajima M et al. Projecting prevalence of frailty and dementia and the economic cost of care in Japan from 2016 to 2043: a microsimulation modelling study. Lancet Public Health. 2022; 7: e458-468.
8) Freedman M et al. Clock Drawing. A neuropsychological analysis. Oxford University Press Inc, 1994.
9) 田川晧一, 編. 神経心理学評価ハンドブック. 西村書店, 2004.
10) 若井克子. 東大教授、若年性アルツハイマーになる. 講談社, 2022.
11) 長谷川和夫, 他. ボクはやっと認知症のことがわかった 自らも認知症になった専門医が、日本人に伝えたい遺言. KADOKAWA, 2019.
12) フローリアン・ゼレール監督, アンソニー・ホプキンス主演. F Comme Film, Cine, Trademark Films. フランス・イギリス・アメリカ共同制作; 2020.
13) 日本神経学会, 監. 認知症疾患診療ガイドライン2017. 医学書院, 2017.
14) Hshieh TT, et al. Does Alzheimer's disease and related dementias modify delirium severity and hospital outcomes? J Am Geriatr Soc 2020; 68: 1722-1730.
15) Carrarini C, et al. Agitation and dementia: prevention and treatment strategies in acute and chronic conditions. Front Neurol. 2021; 12: 644317.
16) Vossel KA, et al. Seizures and epileptiform activity in the early stages of Alzheimer disease. JAMA Neurol. 2013; 70: 1158-1166.
17) Vossel KA. Epileptic activity in Alzheimer's disease: causes and clinical relevance. Lancet Neurol. 2017; 16: 311-322.
18) Aarsland D. Cognitive impairment in Parkinson's disease and dementia with Lewy bodies. Parkinsonism Relat Disord. 2016; 22: S144-S148.

19) 長濱康弘．アルツハイマー病とレビー小体型認知症の誤認と妄想．神経心理学．2020; 36: 77-84.
20) Vardy ERLC, et al. Review of delirium in patients with Parkinson's disease. J Neurol. 2015; 262: 2401-2410.
21) Mohan A, et al. The significance of the default mode network in neurological and neuropsychiatric disorders: A review. Yale J Biol Med. 2016;89: 49-57.
22) Levinson M, et al. Cortical and subcortical signatures of conscious object recognition. Nat Commun. 2021; 12: 2930.
23) Tang S, et al. Large-scale network dysfunction in α-Synucleinopathy: A meta-analysis of resting functional connectivity. EBioMedicine. 2022; 77: 103915.

2択で迫るケースコラム 5

手術が終わり麻酔から覚めたことを確認し帰棟してしばらく後、ゾンビなんて知らなそうな高齢女性である患者が、「窓からゾンビがくる」と言って怖がっている。幻視があるのでレビー小体型認知症ではないかと外科から往診依頼。

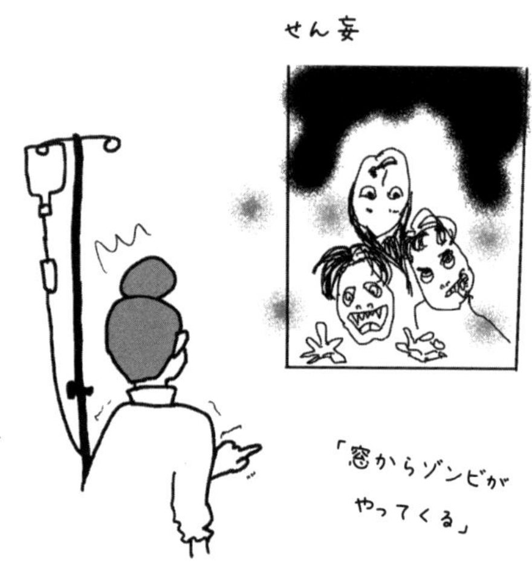

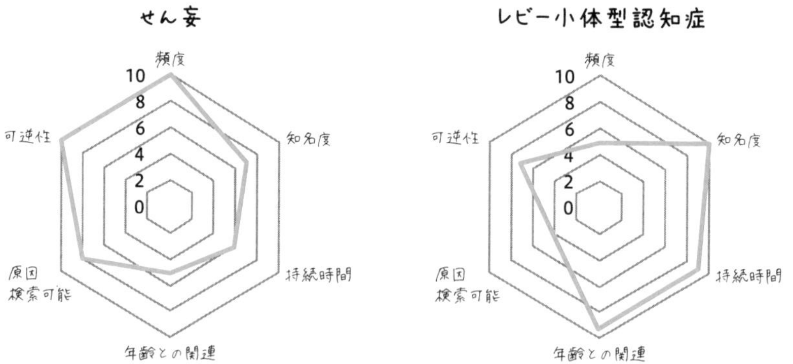

せん妄 vs レビー小体型認知症

レビー小体型認知症

「そこの子どもたちに
お茶を出してくれんかの」

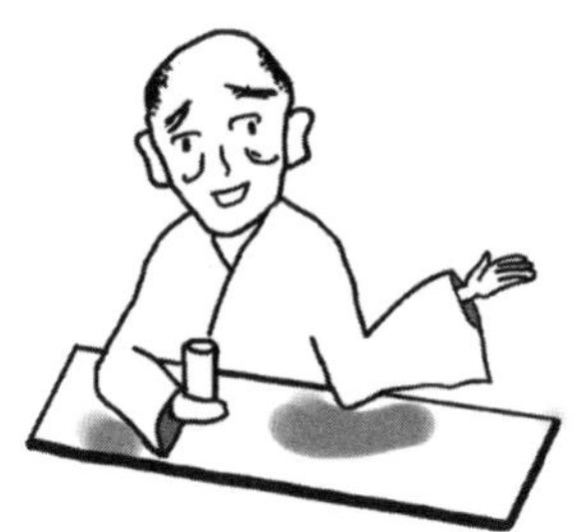

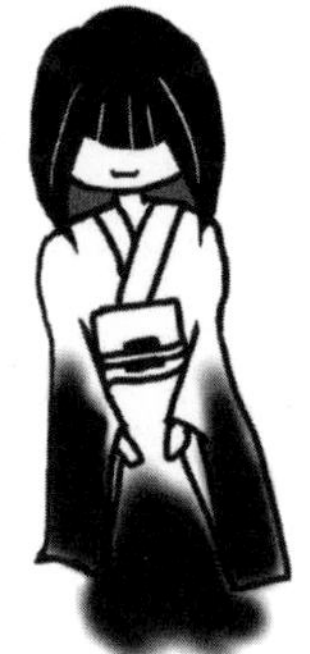

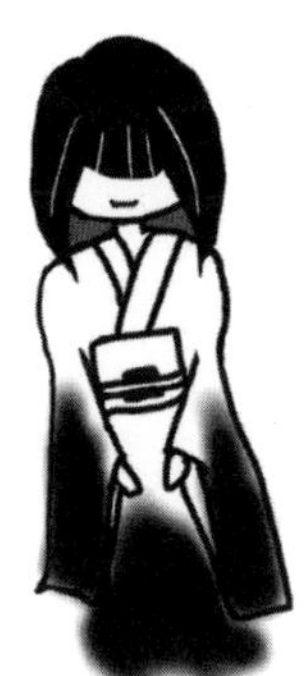

	せん妄	レビー小体型認知症
幻覚時の感情	恐怖	感情は惹起しない
記憶	健忘で出来事を語れない	後日鮮明に幻覚内容を想起できる
リスクファクター	入院・手術・認知症の既往・薬剤	不明
幻覚内容	多モダリティー(視+聴+触覚)	単モダリティ (幻視なら幻視、幻聴なら幻聴のみ)

謝辞

拙著の企画を金芳堂の編集者・浅井健一郎氏からいただいたことにまず感謝を申し上げたい。前著『怪談に学ぶ脳神経内科』（中外医学社）では小学生の頃からの得意分野である怪談知識を活かせたが、今回は訴求力のあるマニュアルとしてどうあるべきか試行錯誤の中でイラストを描いてみることにした。『怪談に～』を妖怪研究者や民俗学者、知的好奇心のある人々がどう読むだろうと謹呈していった中で、新進気鋭の妖怪博士・発明家である関本創氏（当時まだ小学生から中学生になったところ）からリアクションをいただけた。氏の本『日本全国妖怪チャンピオン決定トーナメント』(私家版)『小学5年生がかいたざんねんいがいゆかいな妖怪事典』(講談社）や進取の精神に感銘を受け、イラストを描こうと思い立ったのであった。そのエネルギーに触れられたことに感謝したい。今回、5対の絵を描き上げると、なぜか途端に満足してしまい、それ以上は描けなかった。うわぁー敗北したぁ、などの後悔だけが、次の本や論文を書かせる原動力であって、満足は無用の長物なのかもしれない。

獨協医科大学脳神経内科の鈴木圭輔教授、「匠の医師」として本文に登場する国分則人教授、平田幸一副院長に心からの感謝を述べたい。先生方からの教えが随所にちりばめられている。国立病院機構栃木医療センターの駒ヶ嶺順平医師から教示を受けた論文もまた随所に引用している。本書の多くのエピソードは質問と教示の相互ループで学びを共にしている同僚たちと苦楽を共にした果てにある。そして根気よく編集下さった金芳堂・井上佐保子氏に心より感謝を述べたい。

なお、ケースコラムに載せた「レーダーチャート」は、はじまりをたどるとフローレンス・ナイチンゲール氏が発明したグラフである（と、ポプラ社の伝記漫画で知った)。ナイチンゲールはクリミア傷病兵の死因を外傷なのか低栄養なのか感染症なのか突き止めレーダーチャートに可視化し、本国への報告や現場での共有に役立て、死亡率を42%から5%にまで下げた。死を待つ場所であった野戦病院を、「ここに来ればもう大丈夫」という場所に変えたナイチンゲールの力量が改めて思い返される。兵士ではないので武器もなく、外科医と違ってメスも持たず、まったくの丸腰で戦地に赴き、ただ自分の知識と分析力で数千人の命を救うことができたその人は、近代看護学の祖であるのはもちろん、内科学の鑑でもあると思う。私たちもそうありたい。

そして最後に、医療チームの一員であり当事者である患者方からの学びと教えに、最大の感謝を述べたい。

索引

欧文

和文

あ行

か行

さ行

た行

な行

は行

ま行

ら行

著者プロフィール

駒ヶ嶺 朋子（こまがみね ともこ）

神経内科専門医、総合内科専門医、博士（医学）、詩人

1977年東京都生まれ。早稲田大学第一文学部在学中の作品で第38回現代詩手帖賞受賞（駒ヶ嶺朋乎名）。哲学科社会学「坂東三十三観音霊場ゼミ」の分担で訪れた西明寺・大谷寺で栃木県の魅力に触れ、同県の獨協医科大学に進学した。国立病院機構東京医療センターで初期臨床研修後、獨協医科大学内科学（神経）に入局し今に至る。糸東流空手黒帯（初段補）。キッチン道場でパスタが茹で上がるまでの時間、四股突き100回を中年の今も継続している。著書に『怪談に学ぶ脳神経内科』（中外医学社）、『死の医学』（集英社インターナショナル）などがある。

内科当直　意識障害診療指南

2023年1月5日　第1版第1刷 ©

著　　者　駒ヶ嶺朋子　KOMAGAMINE, Tomoko
発 行 者　宇山閑文
発 行 所　株式会社金芳堂
〒606-8425 京都市左京区鹿ケ谷西寺ノ前町34番地
振替　01030-1-15605
電話　075-751-1111（代）
https://www.kinpodo-pub.co.jp/
組版・装丁　očyk design
印刷・製本　モリモト印刷株式会社

落丁・乱丁本は直接小社へお送りください．お取替え致します．

Printed in Japan
ISBN978-4-7653-1926-3